U0293831

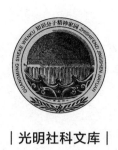

| 光明社科文库 |

新医改下的
医养健康可持续发展研究

梁　栋◎著

光明日报出版社

图书在版编目（CIP）数据

新医改下的医养健康可持续发展研究 / 梁栋著 . --
北京：光明日报出版社，2019.12
（光明社科文库）
ISBN 978 - 7 - 5194 - 5354 - 1

Ⅰ.①新… Ⅱ.①梁… Ⅲ.①医疗保健事业—可持续
性发展—研究—中国 Ⅳ.①R199.2

中国版本图书馆 CIP 数据核字（2019）第 292657 号

新医改下的医养健康可持续发展研究
XINYIGAI XIA DE YIYANG JIANKANG KECHIXU FAZHAN YANJIU

著　　者：梁　栋

责任编辑：曹美娜　黄　莺　　　　　责任校对：姚　红
封面设计：中联学林　　　　　　　　特约编辑：田　军
责任印制：曹　净

出版发行：光明日报出版社
地　　址：北京市西城区永安路 106 号，100050
电　　话：010 - 63139890（咨询），010 - 63131930（邮购）
传　　真：010 - 63131930
网　　址：http：//book. gmw. cn
E - mail：caomeina@ gmw. cn
法律顾问：北京德恒律师事务所龚柳方律师
印　　刷：三河市华东印刷有限公司
装　　订：三河市华东印刷有限公司
本书如有破损、缺页、装订错误，请与本社联系调换，电话：010 - 63131930
开　　本：170mm×240mm
字　　数：269 千字　　　　　　　　印　　张：15
版　　次：2020 年 1 月第 1 版　　　　印　　次：2020 年 1 月第 1 次印刷
书　　号：ISBN 978 - 7 - 5194 - 5354 - 1
定　　价：85.00 元

前　言

　　中共中央、国务院对于人口老龄化问题给予了高度关注，习近平总书记在 2016 年 5 月 27 日中央政治局就人口老龄化形势和政策举行集体学习时强调：“要建立老年人状况统计调查和发布制度、相关保险和福利及救助相衔接的长期照护保障制度、老年人监护制度、养老机构分类管理制度，制定家庭养老支持政策、农村留守老人关爱服务政策。”党的十九大报告中提出，构建养老、孝老、敬老政策体系和社会环境，推进医养结合，加快老龄事业和产业发展。这为新时代中国特色养老事业指明了方向。今年以来，中央政府连续出台了一系列的政策文件，如《关于推进养老服务发展的意见》（国办发〔2019〕5 号）、《深化医药卫生体制改革 2019 年重点工作任务》（国办发〔2019〕28 号）、《关于促进家政服务业提质扩容的意见》（国办发〔2019〕30 号）、《关于实施健康中国行动的意见》（国发〔2019〕13 号）、《关于加强医疗护理员培训和规范管理工作的通知》（国卫医发〔2019〕49 号）、《关于开展老年护理需求评估和规范服务工作的通知》（国卫医发〔2019〕48 号）、《关于进一步扩大养老服务供给　促进养老服务消费的实施意见》（民发〔2019〕88 号）、《关于深入推进医养结合发展的若干意见》（国卫老龄发〔2019〕60 号）、《关于建立完善老年健康服务体系的指导意见》（国卫老龄发〔2019〕61 号）、《国家积极应对人口老龄化中长期规划》、《关于老年医学科建设与管理指南（试行）的通知》（国卫办医函〔2019〕855 号）、《关于印发医养结合机构服务指南（试行）的通知》（国卫办老龄发〔2019〕24 号）。同时也特别明确了“加快发展养老服务业，全面建成以居家为基础、社区为依托、机构为补充、医养相结合的多层次养老服务体系”的战略目标；同时各个部委也出台了相应的配套政策，可以说我国养老服务业的顶层政策架构设计已经初步完成。

　　基于以上老龄化社会发展趋势和问题，本团队自 2013 年就从老年健康服务需求入手，2014 年做了养老健康服务能力分析调查，2015—2016 年又分别作了养老健康服务项目成本测算研究以及养老健康服务供方成本测算等一系列研究，2017 年在前者研究的基础上归纳总结了医养结合可持续发展措施，以此为探索发展医养健康尽一份绵薄之力。

医养健康是医养结合的升级，它是将医养结合、基层卫生、社会保障、健康管理等一系列问题集合起来的，已经完全纳入新医改的范畴，那么如何发展医养健康，符合新时期健康发展的理念，也是我们要去不断探索的。本书正是在探索其可持续发展路径的基础上提出相应做法。全书包括三个部分：第一，医养健康与新医改的发展路径；第二，医养健康的规范化内容、制度；第三，医养健康实施的典型举例。

"一分部署、九分落实"，老龄化的现实问题摆在我们面前，养老服务业的研究探索亟待全社会启动、落实。我们希望通过本书对近些年本团队在医养健康领域的研究成果的汇集，搭建起学术研究与产业落地的桥梁，让政府及社会人士从中得到一定启发。

另外，本书还得到下列平台、基金的大力支持：福建省高等学校人文社会科学研究基地：健康福建研究中心、福建省高校特色新型智库：福建省医疗改革与发展研究中心、福建省教育厅省级"协同创新中心"——康复养老与产业促进协同创新中心、福建医科大学卫生健康研究院、2013 福建省社科联规划项目《福建省老化预防与老年养老的卫生服务新体系构建研究》（项目编号：2013B133）；2014 福建省高校杰出青年科研人才培育计划《福建省养老医疗卫生服务能力现状及发展研究》（项目编号：JAS14138）；2016 福建省科技厅软科学项目《福建省养老健康服务项目界定及相关成本测算研究》（项目编号：2016R0038）；2017 福建省科协政策咨询项目《福建省医养结合可持续发展研究》（项目编号：FJKX-B1724）；2017 福建省卫生计生软科学研究课题资助计划《福建省医养结合健康服务模式可持续性发展研究》（项目编号：2017-RK-8）；2018 福建省中青年教师教育科研项目（人力资源管理专项）《医养结合背景下护理员人力资源供应培训体系研究》（项目编号：JZ180330）；2019 福建医科大学项目库《福建省医养健康产业服务研究平台建设》（项目编号：闽医大发规办〔2019〕1 号，42）；2019 年度福建省人民政府发展研究中心决策咨询研究重大课题《"十四五"时期福建省养老服务体系构建研究》（项目编号：2019JCZX1102）。

2019 年 12 月

目 录
CONTENTS

第一章

绪　论

我国自 1999 年进入老龄化社会，尤其是进入 2010 年后，老龄人口变化趋势愈加明显。2019 年 1 月 21 日，国家统计局发布最新的人口数据，截至 2018 年底，全国 60 岁及以上老年人口有 2.49 亿人，占总人口的 17.9%，其中 65 岁及以上老年人口有 1.66 亿，约占总人口的 11.9%。（如图 1 – 1）根据联合国人口数据预测，到 2030 年中国将成为全球人口老龄化程度最高的国家。①

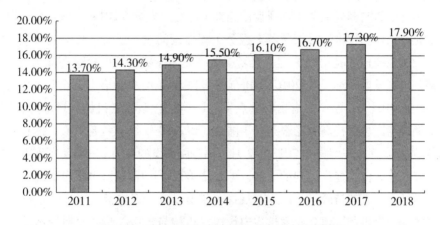

图 1 – 1　2011—2018 年中国老龄人口变化趋势图

近年来，我国老龄人口逐渐呈现出未富先老、女性多于男性、失能老人多、失智老人多、空巢老人多、丁克老人多、康复医疗需求大、受教育水平高等现象，造成社会老龄化问题日益突出，尤其需要特别指出的是由于老年人是高血压、糖尿病、老年痴呆、跌倒骨折等急慢性疾病的高发人群，因此，老年人的养老不能仅满足于提供基本生活照料的传统养老模式，应更多考虑到老年人对

① 国家统计局. 2016 年国民经济和社会发展统计公报［EB/OL］. 人民网，2017 – 02 – 28.

医疗、护理、保健、康复、养生、健身等方面的卫生健康需求①。

而居民健康养老服务观念随着时代的发展和社会的进步也发生着较大的变化，以往的传统孝道已不能适应其发展，社会中新型孝道逐渐形成。当下，农村老人大部分还停留在居家养老层面，农村人群"养儿防老"观念根深蒂固；而城市人群在新型孝道的影响下已发生变化，大多人愿意接受以居家为基础、社区为依托、机构为补充的多层次养老健康服务体系，医养结合、旅居养老、候鸟式养老、乡居养老、以房养老、以地养老、金融养老、时间银行、互助养老、公建民营、亲情住宅、智慧养老以及具有国外养老理念的"太阳城""乐龄公寓""养老驿站"等多元化养老健康服务模式已悄然在城市中发展起来，各级卫生机构、民政部门、人力资源与社会保障部门也相继合作转型开设以"健康养老"为理念的各类具有护理、康复、养生等功能的复合型机构②。

为应对当前老龄化社会需求的这一变化，国家近些年接连出台了相关政策予以应对。如民政部、国家发展改革委员会在2014年下半年联合下发的《关于加快推进健康与养老服务工程建设的通知》（发改投资〔2014〕2091号）中提出要充分认识加快推进健康与养老服务工程建设的重要意义，其中健康服务体系建设的主要任务是增强护理、康复、临终关怀等接续性医疗服务能力③；民政部、国家发展改革委在2016年公布的《民政事业发展第十三个五年规划》（民发〔2016〕07号）中指出将重点发展医养结合型养老机构，增加养护型、医护型养老床位，提高养老服务有效供给，到2020年每千名老年人口拥有养老床位数达到35至40张④；2017年2月，国务院印发的《"十三五"国家老龄事业发展和养老体系建设规划的通知》（国发〔2017〕13号）中指出要统筹落实好医养结合优惠扶持政策，深入开展医养结合试点，建立健全医疗卫生机构与养老机构合作机制，建立养老机构内设医疗机构与合作医院间双向转诊绿色通道，为老年人提供治疗期住院、康复期护理、稳定期生活照料以及临终关怀一

① 袁昕. 健康中国，幸福养老——养老产业发展研究报告［M］. 北京：社会科学文献出版社，2017：1－353.
② 梁栋，李时鸿. 闽南地区居民养老健康服务需求行为调查及分析［J］. 福建医科大学学报（社会科学版），2016，17（1）：21－26.
③ 国家发展改革委，民政部，财政部，等. 关于加快推进健康与养老服务工程建设的通知［EB/OL］. 中国民政部官网，2014－09－18.
④ 民政部，国家发展改革委员会. 民政事业发展第十三个五年规划［EB/OL］. 河北省民政厅网站，2016－07－07.

体化服务①。

2017 年 5 月 24 日，国务院又在发布《关于支持社会力量提供多层次多样化医疗服务的意见》（国办发〔2017〕44 号）中提出发展多业态融合服务，促进医疗与养老融合，建立健全与养老机构合作机制，兴办医养结合机构②。10 月，在中国共产党第十九次全国代表大会上，习近平总书记再次强调老年长者有所养，要积极应对人口老龄化，构建养老、孝老、敬老政策体系和社会环境，推进医养结合，加快老龄事业和产业发展，2018 年的"两会"对国务院机构进行改革，组建国家卫生健康委员会，其重要职责有拟定国民健康政策，拟定应对人口老龄化、医养结合政策措施。2019 年的"两会"《政府工作报告》明确指出"改革完善医养结合政策，扩大长期护理保险制度试点"。4 月，国务院办公厅推出的《关于推进养老服务发展的意见》（国办发〔2019〕5 号）明确指出，党中央、国务院高度重视养老服务。按照 2019 年政府工作报告对养老服务工作的部署，为打通"堵点"，消除"痛点"，破除发展障碍，健全市场机制，持续完善居家为基础、社区为依托、医养相结合的养老服务体系，确保到 2022 年在保障人人享有基本养老服务的基础上，有效满足老年人多样化、多层次养老服务需求，老年人及其子女获得感、幸福感、安全感显著提高。5 月，国务院办公厅公布的《深化医药卫生体制改革 2019 年重点工作任务》（国办发〔2019〕28 号），明确指出制定建立完善老年健康服务体系的指导意见。6 月，国务院办公厅公布了《关于促进家政服务业提质扩容的意见》（国办发〔2019〕30 号），也进一步从另一个侧面反映国家对健康养老服务事业的重视。7 月，《国务院关于实施健康中国行动的意见》（国发〔2019〕13 号），要求实施老年健康促进行动。面向老年人普及膳食营养、体育锻炼、定期体检、健康管理、心理健康以及合理用药等知识。健全老年健康服务体系，完善居家和社区养老政策，推进医养结合，探索长期护理保险制度，打造老年宜居环境，实现健康老龄化。8 月，《关于开展老年护理需求评估和规范服务工作的通知》（国卫医发〔2019〕48 号）和《关于加强医疗护理员培训和规范管理工作的通知》（国卫医发〔2019〕49 号）两项通知同时发布，它们主要聚焦 4000 余万失能老年人迫切的医疗护理需求，指导各地相关医疗机构规范开展老年护理需求评估和护理服务

---

① 国务院."十三五"国家老龄事业发展和养老体系建设规划的通知［EB/OL］. 中国政府网，2017 - 02 - 28.

② 国务院. 关于支持社会力量提供多层次多样化医疗服务的意见［EB/OL］. 税屋网，2017 - 05 - 24.

工作，以此增加老年护理从业人力资源供给，提高服务质量；同时扩大老年护理从业人员队伍，解决社会就业岗位。9月，《关于进一步扩大养老服务供给 促进养老服务消费的实施意见》（民发〔2019〕88号）文发布，在城市社区养老，居家养老，机构养老，农村养老，建设高素质、专业化养老服务人才队伍等进行规定。10月，在全国老龄工作委员会的统一协调下，由卫生健康委牵头会同相关部门研究制定了《关于深入推进医养结合发展的若干意见》（国卫老龄发〔2019〕60号），从强化医疗卫生与养老服务衔接、推进医养结合机构"放管服"改革、加大政府支持力度、优化保障政策、加强队伍建设等方面展开阐述。11月，根据《"健康中国2030"规划纲要》，经国务院同意，八部委共同制定了《关于建立完善老年健康服务体系的指导意见》（国卫老龄发〔2019〕61号），主要从"健康教育—预防保健—疾病诊治—康复护理—长期照护—安宁疗护"六大块对该体系做了详细阐述。与此同时，国家公布了《国家积极应对人口老龄化中长期规划》从夯实应对人口老龄化的社会财富储备、改善人口老龄化背景下的劳动力有效供给、打造高质量的为老服务和产品供给体系、强化应对人口老龄化的科技创新能力、构建养老、孝老、敬老的社会环境五个维度进行阐述。12月，国家卫健委办公厅公布《关于印发老年医学科建设与管理指南（试行）的通知》（国卫办医函〔2019〕855号），指南按照《"健康中国2030"规划纲要》、《国务院关于实施健康中国行动的意见》有关精神和部署，为指导规范老年医学科建设与管理，推进老年医疗卫生服务体系建设，促进老年医学发展，保证医疗质量和医疗安全，其组织制定了《老年医学科建设与管理指南（试行）》。12月23日《关于印发医养结合机构服务指南（试行）的通知》（国卫办老龄发〔2019〕24号），为提高我国医养结合机构服务质量，规范医养结合机构服务内容。此外，各省近年也相继出台了相关政策，如原福建省卫生计生委及福建省民政厅在2016年联合发布的《关于确定省级医养结合试点单位的通知》（闽卫家庭〔2016〕161号）中指出通过开展医养结合工作试点，了解试点范围内医养结合现状，为我省健康老龄化顶层制度设计提供依据，积极探索建立系统完整的医养结合政策体系、标准规范和管理制度，形成一批可复制、能推广的经验，为全省医养结合融合发展提供借鉴①；2017年，原福建省卫生计生委、福建省民政厅等部门再次联合出台《关于推进医疗卫生与养老服务相结合的实施意见》（闽政办〔2017〕10号），提到要围绕增进老年人福祉、满足

---

① 福建省卫生计生委，福建省民政厅. 确定省级医养结合试点单位的通知［EB/OL］. 厦门市卫生健康委员会网站，2016－11－21.

老年人多层次、多样化的健康养老服务需求，发挥政府在制定规划、出台政策、引导投入、规范市场等方面的作用，加强部门协作，统筹社会各方面资源，实现"养"和"医"对接，紧密结合，确保人人享有基本健康养老服务①。

第一节 医养健康可持续发展的内涵与特征

医养健康是对当下医养结合行为的一种升华，它是集医疗、养老、健康三者为一体，对它的研究也代表着当前社会卫生健康发展的趋势。而对于医养健康的解释主要围绕的是以健康为出发点，医养结合为代入，在居家、社区和养老机构中，将医疗卫生资源与养老资源相互融合、共同促进，以满足老年人在养老过程中的医疗卫生服务需求，进而提升养老的整体服务水平，形成二者的整合性发展，有效提高资源的运用率。其内涵总结起来可以包括"一对联合、两项强调、三种形式、四类模型、五点重点、六大步骤、七个类别"。一对联合，即指医疗卫生和养老相关部门机构之间的服务联动；两项强调，第一项强调是强调对现有医疗卫生资源和养老资源的统筹、整合和优化；第二项强调是强调老年照护服务的体制机制创新。三种形式，第一种是单纯的"医+养"，即简单地将养老机构与医疗机构拼加在一起，又称"1+1=2"的形式；第二种是"医养一体化"的发展，更进一步地使生活照料、康复护理、医疗卫生等融为一体，加强医疗资源与养老资源相融合、促合作、共发展，有效实现医疗与养老资源利用的最大化，又称"1+1>2"的形式，这不仅是大势所趋，也是当前老龄化社会探寻医养健康的有效途径；第三种是将医养健康理解为是全周期、全人群健康管理的代名词，其是医疗、医药、康复、护理、旅游、地产、健身、养生、养老等一系列健康产业的共同发展集合体。以上三种形式在当今社会的医养健康发展过程中是互为共存的，形成百花争艳的局面。四类模型，包括原有医疗机构开展养老服务，原有养老机构增设医疗服务资质，医疗机构与养老机构协议合作，医养健康进社区、进家庭这四种基本模型。五点重点，即指评估、医保、照护、康复和健康管理。六大步骤，即老年健康服务体系，指健康教育、预防保健、疾病诊治、康复护理、长期照护、安宁疗护6项过程。七个类别，即医院办养老院——医养结合，医在前面；养老院对接医院——养医结

---

① 福建省卫生计生委，福建省民政厅，福建省人社厅，等. 关于推进医疗卫生与养老服务相结合的实施意见 [EB/OL]. 福建省人民政府网，2017－01－17.

合，养老为主，医疗为辅；康复医院 + 养老院——康养结合；护理机构 + 养老——护养结合；安宁/临终关怀机构——终养结合，临终关怀；互联网 + 医养结合 - 居家照护/居家护理——线上线下结合；大型养老综合社区——医、养、康、护、疗、健、终一体化，从摇篮到天堂，在社区一站式的解决。

而作为整合性的发展理念，可持续性发展能够促进社会全面进步，资源的良性循环，有利于促进生态效益、经济效益和社会效益的统一。可持续性发展，是以满足人类生活需求为基础，对经济、社会和环境的各种目标进行协调整合的发展。这对医养结合健康服务事业也会产生深远的影响。

医养健康工作的可持续发展应由政府、医养结合机构、医养结合服务人员、社会四方共同努力，以采取"宏观与具体相结合、高端与基层相结合、质量与数量相结合、理念与行动相结合"的多元化措施为出发点，并借鉴国内外先进实践经验，将"医养结合 - 基层卫生 - 社会保障 - 健康管理"这一四位一体的内容互为绑定共同发展，并把这一发展联合体绑定联系到当前医改工作中去。另外，还可从遵循以下八大实施措施进行发展，包括：政府对医养健康管理采取兜底保基本措施；医养健康中医保准入与实施措施；探索发展长期护理保险措施；医养健康标准化（准入、绩效、评估）制度规章措施（医养健康内容服务包发展路径）；医养健康与新医改各项内容共同发展措施：促进分级诊疗、家庭医生签约等；医养健康信息化发展措施；大力发展养老卫生健康服务人才措施：加大医疗、护理、康复等短缺人才培养力度，提高健康养老服务队伍整体素质和专业水平，增强健康养老服务队伍稳定性等以及医养健康机构文化建设措施。

第二节 医养健康可持续发展的必要性与可行性

传统的养老模式虽在一定程度上满足了老年人基本生活需要，但并未全方位满足老年人的医疗保健需要。当养老与医疗相互分离时，也就不能为老年人提供更优质的服务，尤其是健康方面的服务。因此，建立医疗与养老相融合的养老健康服务模式势在必行，而且具有一定的现实意义①。探索建立并推广以"医养结合"为前提的健康养老服务模式，既有利于维护社会稳定，缓解人口老

① 周颖颖，薛兴利. "医养结合"养老模式研究综述 [J]. 合作经济与科技，2016（10）：184 - 186.

龄化带来的压力，又促进了社会的整体进步。

一、医养健康可持续发展的必要性

（一）老年人日益增加的医疗、护理及康复需求

根据国家统计局最新发布的数据显示，2018 年我国 60 周岁及以上人口24949 万人，占总人口的比重为 17.9%，其中 65 周岁及以上人口为 16658 万人，占总人口的比重为 11.9%。预计到 2020 年，全国 60 岁以上老年人口将增加到2.55 亿人左右，占总人口比重提升到 17.8% 左右，高龄老年人将增加到 2900 万人左右，独居和空巢老人将增加到 1.18 亿人左右。人口老龄化的加速，伴随而来的是老年人健康和照护问题的增多，老年人患病率高、种类多、时间长、并发症多、治疗难度增加，对长期医疗护理服务的需求不断增加①。这些问题都成为影响老年人生活质量的重要因素。而大型医院主要关注急性病症的救治，对那些大病恢复期、后期康复治疗、慢性病、残障和绝症晚期的老年人无法提供细致的生活护理。老年人因生理、心理、社会、文化、卫生等方面的限制，在对待健康问题的需求上，渴望得到方便、经济、及时、高质量的医疗和护理②。目前不管是居家养老、社区养老还是机构养老的模式，只能给老年人提供一些日常的简单照护，在医疗护理方面的服务无法满足老年人的需求，从而形成供需间的矛盾。传统养老产业的发展已跟不上时代的变化，因此，迫切需要探索可持续发展的新模式，结合养老和医疗资源，为传统养老产业注入新力量。而此时，医养结合及其可持续发展有利于满足老年人在健康方面多样化的需求，提高养老健康服务水平，顺应时代发展潮流。

（二）传统的家庭照料保障功能削弱

受生育计划、人口迁移流动、思想观念的变化等因素的影响，自 1982 年以来我国平均家庭户规模持续小型化，从 1982 年平均每个家庭户 4.41 人减少到2015 年的 3.35 人。根据国家卫计委发布的《中国家庭发展报告（2015 年）》显示，2~3 人的小型家庭已成为家庭主流，4~6 人的家庭比例低于小型家庭，单人居住的情况也占一定比例（见表 1-1）。家庭规模的缩小，结构的简化，意味着家庭中能承担老年人照料的成员减少，老年人与成年人子女居住一起的比

---

① 黄佳豪，孟昉. "医养结合" 养老模式的必要性、困境与对策 [J]. 中国卫生政策研究，2014（6）：63-68.
② 刘祚燕，王凤英，倪碧玉，等. 我国老年康复护理发展趋势 [J]. 护理研究，2017（7）：772-775.

例降低。2~3人的小型家庭成为家庭主流，说明随着经济水平的提高，成年子女更多的关心和照顾下一代，对老年人的照料程度降低。即使老年人和子女居住一起的4~6人家庭，成年子女也可能因为社会、工作压力等多方面因素，无暇顾及对老年人的照料，及时关注他们生理、心理的变化，特别是对患有疾病的老年人更加无能为力①。而此时开展医养结合大大有利于承接家庭溢出的养老功能，特别是在养老过程中有关医疗卫生、康复护理的健康问题能得到专业化的服务，使家庭成员和老年人双双受益。

表1-1　2015年家庭人口数量占调查家庭总数的比例

家庭人口数量（人）	家庭人口数量占调查家庭总数的比（%）
1	6.4
2	21.9
3	31.7
4	21.0
5	11.5
6	5.3
7	2.2

（三）促进"四位一体"共同发展

第一，长期以来，在基层医疗卫生机构中由于相关配套政策的支持不断加大，相关医护人员技术及服务水平的不断提升，基层卫生资源利用率有所提高，但仍较低，不能有效满足需求。医养结合模式在基层医疗卫生机构的有效融合，能促进基层卫生资源的整合利用，方便基层卫生机构辐射地区范围内的老年人就近治疗、养老、养生、康复、护理等，节省相关医疗费用，从而提高三甲、二甲医院的病床周转率，进而能够促进整个社会医疗卫生资源的长久利用及循环。

第二，中医药康复服务也是健康养老的重要组成部分之一。中华民族历史数千年，中医药康复服务在护佑人民健康及防治疾病过程中发挥了重大作用。追溯《内经》上古天真论，演绎《千金方》导引养生，阅览《养老奉亲书》饮食调摄，有关传统老年医药及养生古籍不枚胜举②。其具有所蕴含的健康理念

---

① 黄佳豪，孟昉. "医养结合"养老模式的必要性、困境与对策 [J]. 中国卫生政策研究，2014（6）：63-68.

② 胡彬，王阶. 利用中医药做好医养结合 [J]. 中国中医药报，2016（2）.

及其实践经验，可完善医养结合模式。"中医药＋康复＋医养"模式有利于延缓衰老，提高老年人生活质量；增强体质，防治老年病发生；释放中医药康复医养服务能量，亦可防止民族传统医学的流失。

第三，健康管理是以治未病思想和现代健康概念为核心，运用医学、管理学的理论、技术和方法，通过对个体或群体健康状况及影响健康的危险因素进行检测、评估和干预，实现以促进健康为目标的全人全程全方位的医学服务过程①。医养结合的开展，能够提高健康管理的质量。医养结合与健康管理的相互融合有利于"医院－社区－家庭"全面健康服务管理模式的开展，健全健康管理信息库，进而提高老年人的养老服务质量及生命健康质量。

总之，在我国医疗资源配置不合理，利用率较低的当下，医养结合模式的可持续发展能够有效整合闲置医疗资源，合理优化病床数，提高资源利用率，实现医疗资源的可持续循环。有利于整合养老和医疗两方面的资源，为老年人提供可持续性、科学性、安全性的医疗养护服务，有效满足老年人多样化的需求。有利于我国养老服务持续保持在一定的水平上，整体提升我国老年人生活质量、生命健康质量，延长老年人的自理期。也有利于促进"四位一体"、社会资源的持续健康。

三、我国医养结合可持续发展的可行性

（一）政策支持

为有效解决养老服务供需结构失衡问题，统筹相关医疗、养老资源，提高资源利用率，推动全面建成小康社会，《国务院关于推进医疗卫生与养老服务相结合的指导意见》（国发〔2015〕84号）提出了医养结合的基本原则、发展目标、重点任务和保障措施，以进一步推进医疗卫生与养老服务相结合。为了积极开展应对人口老龄化行动，推动老龄事业全面协调可持续发展，健全养老服务体系，国家持续不断加大对养老产业的政策支持力度。在养老产业发展的关键之时——2016年里，一系列利好政策陆续出台（见图1－2）。其特点是中央出台的这些政策内容由往年的宏观引导转向专项领域的规范发展，其中养老金融、医养结合、土地、人才、技术及服务等专项政策逐步得到完善和落实。2016年，还是我国"十三五"规划开局之年，中国政府出台的《"十三五"国家老龄事业发展和养老体系建设规划》指出："到2020年，多支柱、全覆盖、更加公平、更可持续的社会保障体系更加完善，居家为基础、社区为依托、机

---

① 郭清. 健康管理学概论［M］. 北京：人民卫生出版社，2011：9－10.

构为补充、医养结合的养老服务体系更加健全。"①（见图1-3）此外，2016年8月全国卫生与健康大会在北京召开，习近平总书记在大会上强调，要将健康融入政策，推动全民健康发展。

2017年2月，工业和信息化部、民政部、国家卫生计生委三部委联合印发了《智慧健康养老产业发展行动计划（2017-2020年）》，里面具体指出，由于健康、养老资源供给不足，信息技术应用水平较低，难以满足人民群众对健康、养老日益增长的需求，因此要建立智慧健康养老，利用物联网、云计算、大数据、智能硬件等新一代信息技术产品，能够实现个人、家庭、社区、机构与健康养老资源的有效对接和优化配置，推动健康养老服务智慧化升级，提升健康养老服务质量效率水平。3月，在全国召开的两会上，应对老龄化的人口战略调整仍旧是其中一大热点提案。10月，在中国共产党第十九次全国代表大会上，习近平总书记再次强调老年长者有所养，要积极应对人口老龄化，构建养老、孝老、敬老政策体系和社会环境，推进医养结合，加快老龄事业和产业发展。

不仅如此，全国各地也出台了相关政策支持医养结合事业的发展。如福建省人民政府办公厅转发了福建省卫计委等部门《关于推进医疗卫生与养老服务相结合的实施意见》（闽政办〔2017〕10号）指出，目标是到2020年，全省80%以上社区卫生服务中心、乡镇卫生院建立面向老年人的康复治疗室，所有养老机构能够以不同形式为入住老年人提供医疗卫生服务；山东省《山东省人民政府办公厅转发省卫生计生委等部门关于加快推进医养结合工作的实施意见的通知》（鲁政办发〔2016〕56号）具体指出到2020年以居家为基础、社区为依托、机构为补充、医养相结合的养老服务体系全面建成，医养结合政策法规体系基本建立，医疗卫生和养老服务资源实现有序共享，覆盖城乡、规模适宜、功能合理的医养结合服务网络基本形成；上海市《上海市人民政府关于加快发展养老服务业推进社会养老服务体系建设的实施意见》（沪府发〔2014〕28号）也指出了要积极推动医疗卫生和养老服务结合发展。

在健康老龄化的大背景下，为实现理想老龄化，政府致力于打造健康中国，不断积极探索并推广各种"医养结合"养老模式，给予政策支持。

（二）经济可行

国家对老龄服务产业的财政投入资金总量也呈不断增加，与养老服务投入

---

① 上海养老网."十三五"国家老龄事业发展和养老体系建设规划［EB/OL］.上海养老网，2017-03-07.

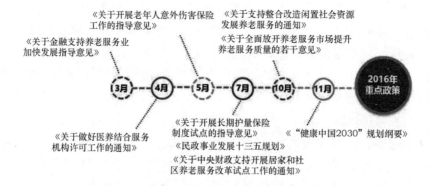

图 1-2 2016 年中央出台养老产业相关重点政策概览

资料来源：中国指数研究院综合整理

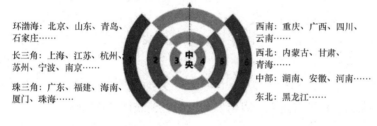

图 1-3 全国及各地已出台养老产业"十三五"相关发展规划

资料来源：中国指数研究院综合整理

密切相关的老年福利支出由 2007 年的 3.97 亿增长到 2012 年的 81.18 亿元，社会服务经费从 1980 年的 17.5 亿增长到 2010 年的 2697.5 亿元①。财政支出的不断增加为医养结合的发展提供经济基础。

另外，医养结合模式的可持续发展，还能增加就业岗位，其运营和发展，更需要医疗卫生相关人员的配合。不仅如此，医疗相关人员的服务质量的提高能给医养结合模式下的养老机构增加收益②，带动健康养老产业的发展，促进经济增长。

---

① 杨立雄. 中国老龄服务产业发展研究 [J]. 新疆师范大学学报（哲学社会科学版），2017（2）：69-71.

② 王雯. 推行"医养结合"养老服务模式的必要性、难点和对策 [J]. 中国老年学杂志，2016（10）：2538-2540.

总之，在经济发展进入"新常态"的背景的同时，经济结构也加快转型升级步伐，这是推进中国经济进入发展新阶段的必然选择。健康养老服务产业的发展潜力巨大，发展医养结合的养老服务模式能有效带动家政服务业、医疗护理业、老年用品业、老年文化产业等多个相关领域的发展，增加消费和就业，促进经济持续健康发展①。

（三）科研创新

CiteSpace 是一款可视化文献分析软件，能够显示一个学科或知识域在一定时期发展的趋势与动向，形成若干研究前沿领域的演进历程，基于 CiteSpace 可视化软件，可以看出该研究领域研究的内容及程度。本文通过运用该软件的 timeline（时间线演变）分析研究，可以从图中看出（如图1-4），随着时间演变，医养结合研究热点主要围绕养老、养老机构、养老模式、护理保险制度、居家养老、老龄化、供给侧改革这几方面进行。用 CiteSapce 可视化软件分析医养结合的研究热点，其主要也是围绕以上几个方面进行的（如图1-5）。而用 CiteSpace 的主题词（医养结合、可持续发展）计算关键词聚类分析（如图1-6），也不难发现，医养结合的研究热点总是围绕以上几个方面，不断地发掘和研究。不论是 CiteSpace 可视化软件的 timeline 分析，还是聚类、非聚类分析，都说明，近几年来，医养结合总是围绕几个方面在研究，而没有新的突破。作为新的研究，虽然没有前人可以借鉴，但具有突破性、创新性、可行性。

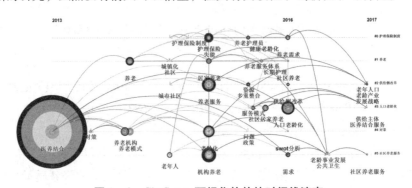

图1-4　CiteSpace 可视化软件的时间线演变

① 杨梅. 加快培养新型社区康复护理人才的必要性［J］. 卫生职业教育，2011（2）：76 -77.

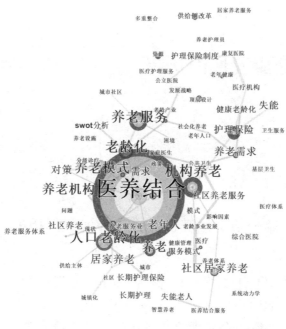

图 1-5　CiteSapce 分析医养结合研究热点（非聚类）

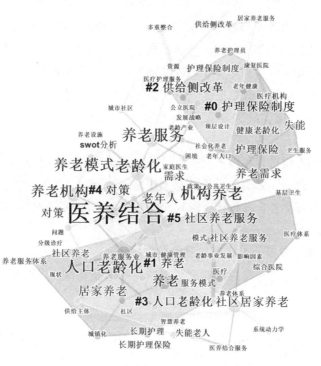

图 1-6　CiteSpace 的主题词计算关键词聚类

第二章

医养健康发展的历程

第一节　医养健康在国外发展的历程

国外老龄化的出现比我国早了至少半个世纪，他们对"医养健康"的探索主要体现在"整合照料"（Integrated Care for Elders）、"长期照护"（Long Term Care，简称LTC）。整合照料的概念是一个多元化的概念，涉及不同学科和专业视角。20世纪90年代，世界卫生组织（WHO）率先提出整合照料，即引入、提供、管理和组织各种与健康相关的服务，如诊断、治疗、护理、康复和健康促进。[1] 而世界卫生组织（WHO）将长期照护定义为：由专业人员（卫生服务人员与社会服务人员）和非专业人员（亲属、友人或受雇人员）组成照护活动的体系，以确保一些自我照护能力不完整的人能持续得到其喜欢的生活方式以及较高的生活品质，最大限度地获得独立、自主、共同参与、个人满足及尊严。[2]

由于历史发展进程和经济发展水平等方面的不同，国外发达国家较早进入老龄化社会。因此，其也较早建立起了长期照护制度，并提出"整合照料"的政策理念，尽可能整合各种社会资源，为老年人提供全面而持续的服务。

一、体制、政策、法律及机制的研究

完善的政策、法律是提高养老服务质量的重要支撑。多数发达国家对老年

---

[1] 刘琪，李春玉，刘晨红，等. 整合照料式养老服务研究现状及发展趋势 [J]. 现代预防医学，2018，45（21）：3916-3919.

[2] 李婉玲，何华英. 老年人长期照护现状 [J]. 中国老年保健医学，2016，14（1）：114-116.

人的养老和健康等权益提供了全方位的制度保障。

德国是第一个以社会立法形式实现社会保险的国家，1938年就颁布了《护理法》。① 面对老龄化不断加剧的局面，日本在1965年出台了《社会福利法》，并建立了专门长期供养老人的社会福利机构。1997年，日本将在本国超过40岁的人（包括本土生活的外国人）都纳入长期护理保险范围内。② 2000年，日本正式实施《护理保险法》，开始了介护保护法，采取护理保险与医疗保险并列政策，个人与保险机构共同承担费用。③ 为了解决老龄化问题给国家发展造成的负面影响，1935年开始，美国首先通过了《社会保障法案》，主要是为社会养老保险提供法律依据；后来又相继制定、颁布了《美国老年人法》和《禁止歧视老年人就业法》。之后，美国政府设立了管理老龄问题的机构，包括老人问题管理署、政府老龄问题顾问委员会等。④ 美国除了有相关的联邦政府的法律、政策外，各州还可根据自己的老年人情况制定政策。⑤ 通过制定法律法规，使得老年人在医疗保健、医疗保险等方面得到了强有力的制度保障和法律支持。

二、养老模式研究

（一）美国

美国采用的养老模式，典型的为老年人全包服务项目（Program of All Inclusive Care for the Elderly，PACE）和老年人居家养老（Home and Community—Based Services for the Elderly，HCBS），⑥ 其中，以PACE模式最为著名。PACE模式提供初级保健、诊疗、护理、日常照料等在内的连续性服务，整合了医疗保险和医疗补助的财务资源。其是美国政府为老年人（主要针对55岁以上的社区老人）提供全面的医疗照顾，尤其是为体弱多病的老年人提供长期照顾的一个创新项目，在美国长期照料体系中最为实用，适合失能程度较为严重、患有重大疾病的老年人。⑦ PACE的主要特点是由跨学科团队（interdisciplinary team，IDT）通过成人日间保健中心以及入户和转诊，提供综合性的医疗和社会服务。

---

① 王喜红. 国外医养结合养老服务的做法及启示 [N]. 烟台日报，2017–07–26.
② 郑宇阳. 福州市医养结合养老模式实践研究 [D]. 福州：福建师范大学，2017.
③ 常平平. 国内外医养融合研究与发展现状综述 [J]. 当代经济，2016（30）：132–134.
④ 区慧琼. 基于SWOT分析的"整合照料"医养结合养老模式问题研究 [D]. 天津：天津工业大学，2016.
⑤ 佘瑞芳，谢宇. 医养结合国际经验及启示 [J]. 中国卫生人才，2018（2）：28–30.
⑥ 徐君. 我国"医养结合"养老模式研究 [D]. 济南：山东中医药大学，2017.
⑦ 徐君，武东霞. 国外"医养结合"养老模式的特点及其经验启示 [J]. 护理管理杂志，2017，17（3）：171–172，198.

其中，作为 PACE 模式的心脏和灵魂，IDT 提供了包括初级保健医生、护士、老年医学专家、物理治疗师、职业治疗师、营养师、PACE 中心的主管、社会工作者等人员，负责分配资源，协调所有服务，并评估参与者的健康产出结果。此外，有完善的信息系统作为支撑，实时更新参与者的身体状况及护理计划进程，也是 PACE 模式成功的另一重要因素。①

（二）日本

日本推行长期照护保险制开展医养健康，大部分费用由医疗保险基金支付，少部分由老年人承担。日本主张居家式的家庭养老服务，主要养老模式包括日间照顾中心、养老院、老年福利中心和老年公寓，每一种模式都针对不同人群，分别为需要进行日常生活照顾的失能老年人提供服务，为福利中心辖区内的老年人提供健康教育、体检和家庭指导等服务以及为生活能够自理的老年人提供照护服务，其主要特点是能够根据老年人的不同身体状况、需求和经济负担状况划分护理分级。②

（三）澳大利亚

澳大利亚的养老模式主要是居住式和居家式照护服务。居住式照护主要是针对无法单独在家生活的老人，他们居住在养老院、老年公寓或康复中心，而这些地方的入住老人需要经过有关部门的严格评估；居家照护服务提供对老年人进行照护的各种项目，包括各种与居家延伸有关的护理与社区照护。澳大利亚政府还建立了老年照护评估组，通过评估组的评估可以对老人的心理与生理等多个方面进行专业性的评估，同时还能协助老年人完成照护类型的选择。另外，澳大利亚重视和鼓励家庭养老，国家对承担照护老年人的家庭成员给予一定经济补贴，建立了照护老年人的家庭成员休假制度；实行家庭医生制度，法律对医生的探望时间、服务项目、服务标准有明确规定。③ 澳大利亚养老服务的主要特点是机构在竞争中自我完善与提高服务质量，形成良好的社会竞争机制，降低了政府支出。

三、筹资机制研究

根据国外发达国家的经验，养老服务所需的资金大部分来自保险、政府财

---

① 王林，法若冰，王长青. 国外长期护理模式对我国医养结合养老模式的启示 [J]. 南京医科大学学报（社会科学版），2017，17（1）：17–21.
② 徐君，武东霞. 国外"医养结合"养老模式的特点及其经验启示 [J]. 护理管理杂志，2017，17（3）：171–172，198.
③ 郑宇阳. 福州市医养结合养老模式实践研究 [D]. 福州：福建师范大学，2017.

政拨款，极少部分是个人缴纳。发达国家多将医疗与养老纳入医疗保险体系或护理保险体系，且建立政府和个人共付的筹资模式，强调养老的可支付性、可持续性及公平性。

美国养老资金主要源于医疗保险，其他部分源于个人储蓄、社会捐助和机构救助。并由资源中心在各州设立照护管理组织（Care Management Organization，CMO），负责管理照护补助资金的使用及长期照护服务，包括家庭照护、社区合居设施和机构照护等，提供不同的服务供参加者选择。①

日本的长期介护险费用由使用者自己承担10%，其余部分由公费和保险费各负担50%。40岁及以上、65岁以下的被保险者，保险费为收入的1.13%，其中又由雇用者负担50%；65岁及以上被保险者根据个人收入缴纳不同数额的保险费。②

澳大利亚的养老资金来源主要包括三个部分，分别是政府提供的基本养老金、雇主缴纳的职业养老金和自愿性的养老储蓄。其中，又以前两种为主。政府提供的基本养老金，覆盖澳大利亚全体公民及在澳大利亚居住十年以上的外籍人口，其资金源于政府财政预算，个人无须为此缴纳保费；雇主缴纳的职业养老金，属于强制性制度，其覆盖年龄在18岁以上收入高于特定数额的所有雇员，缴费金额不得低于雇员工资的9%（2020年这一比例将达12%）；自愿性的养老储蓄，是前两种制度的有益补充，它包括了个人银行存款、家庭住宅投资、购买保险公司的年金产品等，或职业养老金中雇员自愿缴费的部分。③

第二节 医养健康在国内发展的历程

随着我国老龄化进程的加快，以及失能、失智和患慢病老年人照护需求与医疗护理资源供给不匹配之间的矛盾日益凸显④，医养健康逐渐走入国内学者们的视线，近几年其相关研究成果也在不断增加，研究内容主要集中于对医养健康养老模式的类型、服务内容、存在问题、优化建议等方面的探讨。

---

① 徐君. 我国"医养结合"养老模式研究［D］. 济南：山东中医药大学，2017.
② 佘瑞芳，谢宇. 医养结合国际经验及启示［J］. 中国卫生人才，2018（2）：28－30.
③ 陈红敬，饶克勤，钱军程. 澳大利亚应对人口老龄化的社会支持体系分析［J］. 老龄科学研究，2014，2（5）：74－80.
④ 同春芬，王珊珊. 关于医养结合的研究综述［J］. 老龄科学研究，2016，4（7）：63－72.

一、医养健康养老模式的类型

关于医养健康养老模式类型的研究，张立平、黄佳豪、成秋娴、龚勋①②③④等均指出医养健康养老模式可分为以下三种形式：养老机构增设医疗机构、医疗机构内设养老机构、养老机构与医疗结构合作。王素英、张作森等（2013）⑤则认为医养健康养老模式大体可以分为以下三种："整合照料"模式、"联合运行"模式和"支撑辐射"模式，从而实现老龄化社会的"三位一体"。其中，"整合照料"模式是指由单一机构提供医养健康服务，包括具备医疗功能的养老院和具备养老功能的医疗机构；"联合运行"模式是指由一个或多个养老机构与医疗机构合作，以达到互利共赢的效果；"支撑辐射"模式是指由医疗机构或社区卫生服务机构与社区养老服务中心开展合作，为居家社区老年人提供健康服务，可细分为政府主导和社会力量主办这两种类型。刘清发、孙瑞玲⑥基于嵌入性理论的关系性和结构性嵌入，将医养健康养老模式分为医养健康科层组织模式、医养健康契约模式和医养健康网络模式。医养健康科层组织模式是指一些具有区域影响力的医疗机构或养老机构在对自身医养资源和医养健康要求评估后，通过横向或纵向一体化的发展，在机构内部建立养老科室或是医疗科室，实现医疗服务和养老服务内部化，提供医疗、护理、托老、康复、保健等全方位老年人服务；医养健康契约模式是指医疗机构与养老机构借助社会关系的纽带作用，通过市场契约或者签订合作共建协议，优化利用彼此拥有的医疗和社会服务资源，整合医疗和养老服务，共同满足老年人医疗养老服务要求；医养健康网络模式是指某一区域内的医疗机构和养老机构结合自身在社会网络中所处的位置和拥有的差异性资源，结成利益共同体的协同关系，或签订契约，或设立医疗科室（养老科室），实现医疗和养老资源区域联合与合理

① 张立平. 把老年"医养结合"养老服务做成最美的夕阳产业 [J]. 中国老年学杂志，2013，21（33）：5496 – 5497.
② 黄佳豪，孟昉. "医养结合"养老模式的必要性、困境与对策 [J]. 中国卫生政策研究，2014，7（6）：63 – 68.
③ 成秋娴，冯泽永，冯婧，等. 我国发展社区医养结合的必要性、可行性、困境及建议 [J]. 中国卫生事业管理，2016（5）：334 – 337.
④ 龚勋，陈斌，吕晖. 湖北省医养融合养老模式构想 [J]. 医学与社会，2015，28（1）：37 – 38.
⑤ 王素英，张作森，孙文灿. 医养结合的模式与路径——关于推进医疗卫生与养老服务相结合的调研报告 [J]. 社会福利，2013（12）：11 – 14.
⑥ 刘清发，孙瑞玲. 嵌入性视角下的医养结合养老模式初探 [J]. 西北人口，2014，35（6）：94 – 97.

配置。

二、医养健康模式的服务内容

关于医养健康养老模式服务内容的研究，田珍都、丁露露①②认为应当根据老年人的生活自理能力、健康状况等进行分类，按照不同的等级提供针对性的服务。黄佳豪、吕鹏飞等③④指出"医养健康"服务除了提供日常生活照料、精神慰藉和社会参与外，更为重要的是提供预防、保健、治疗、康复、护理和临终关怀等方面的医疗护理服务。倪语初、王长青等⑤则认为"医"应包括医疗服务、健康咨询服务、健康检查服务、疾病诊断和护理服务、大病康复服务以及临终关怀等；"养"应包括日常生活照料、精神关怀、文化活动等。

三、医养健康模式存在的问题

当前医养健康养老模式在我国发展势头良好，能够较好地满足老年人与时俱进的养老新需求，但该模式在我国起步较晚，在探索过程中由于各方面的原因，难免遇到诸多问题，主要体现以下几个方面：

一是管理归口混乱。黄佳豪、吕鹏飞、倪语初、陈庆和⑥等指出由于医养健康涉及医疗、养老、医保等多个方面的内容，医养健康养老机构同时受卫生行政部门、民政部门、医保部门等多个部门的监管，各监管部门之间难免存在职责交叉的状况，容易出现部分事务重复管理、总体监管不到位、政策落实不统一等问题，造成管理效率低下。

① 田珍都. 医养结合的关键环节与对策建设 [J]. 社会福利, 2015 (10): 48 - 50.

② 丁露露, 吴美珍. 医养结合下民营养老机构的医疗个性化服务的研究 [J]. 经营管理者, 2015 (8): 210 - 211.

③ 黄佳豪, 孟昉. "医养结合"养老模式的必要性、困境与对策 [J]. 中国卫生政策研究, 2014, 7 (6): 63 - 68.

④ 吕鹏飞, 陈晓玲, 周宏东, 等. 上海市医养结合养老模式卫生监督困境及对策 [J]. 医学与社会, 2016, 29 (10): 21.

⑤ 倪语初, 王长青, 陈娜. 老龄化背景下我国医养结合机构养老模式研究 [J]. 医学与社会, 2016, 29 (5): 1.

⑥ 陈庆和, 王文庆, 张松岳. 公共财政视角下医养结合养老服务模式探索与发展 [J]. 天津经济, 2016 (2): 49 - 53.

二是医保政策限制。田珍都、王硕①、沈婉婉②等指出由于医养健康养老机构难以获得医保定点的资质，多数老年人在机构中发生的康复、护理等费用无法通过医保进行结算，这大大增加了老年人在机构中的养老费用，影响了老年人选择医养健康养老机构的意愿。

三是人才缺乏，陈庆和③、王硕④、矫晓红⑤等指出由于薪酬较低、工作量大、专业发展得不到保证等原因，养老机构很难吸引优秀人才，"引不来，留不住"成为普遍现象，随之带来机构护理人员数量少、质量不高、经验不足等问题，专业人才更是少之又少，这也就造成医养健康养老机构的服务能力不高、技术水平较低，不足以提供符合老年人需求的医养结合健康服务。

四是筹资渠道不完善。成秋娴、王长青、陈庆和⑥⑦⑧等指出当前我国医养健康养老服务刚刚起步，基础设施建设、人才培训等方面都急需大量资金的投入，仅仅依靠政府投入这一单一模式远不足以填补资金缺口，而社会筹资方面，由于相关政策优惠和监管机制尚未得到明确规定，使得市场难以发挥作用。

除了上述四点外，王长青、陈庆和指出在机构准入标准方面也存在一定问题，目前我国医养健康养老机构尚处于试点阶段，在资质获取、准入程序和条件、人员准入标准等方面还无统一的规范。而医疗机构方面，卫生部制定的《医疗机构管理条例》已不适应当前医养健康养老模式的发展需要，应及早制定新的准入标准。

---

① 陈俊峰，王硕. 医养结合型养老存在的问题及其解决途径——以合肥市为例 [J]. 城市问题，2016 (6)：92 - 97.

② 沈婉婉，鲍勇. 上海市养老机构医养结合优化模式及对策研究 [J]. 中华全科医学，2015，13 (6)：863 - 871.

③ 陈庆和，王文庆，张松岳. 公共财政视角下医养结合养老服务模式探索与发展 [J]. 天津经济，2016 (2)：49 - 53.

④ 陈俊峰，王硕. 城市医养结合型养老存在的问题及其解决途径——以合肥市为例 [J]. 城市问题，2016 (6)：92 - 97.

⑤ 矫晓红. 充分发挥社区医疗服务功能有效化解老年人医养结合难题 [J]. 卫生软科学，2016，30 (1)：9 - 11.

⑥ 成秋娴，冯泽永，冯婧，等. 我国发展社区医养结合的必要性、可行性、困境及建议 [J]. 中国卫生事业管理，2016 (5)：334 - 337.

⑦ 倪语初，王长青，陈娜. 老龄化背景下我国医养结合机构养老模式研究 [J]. 医学与社会，2016，29 (5)：1.

⑧ 陈庆和，王文庆，张松岳. 公共财政视角下医养结合养老服务模式探索与发展 [J]. 天津经济，2016 (2)：49 - 53.

四、医养健康模式的优化建议

对于管理归口混乱这一问题，田珍都、吕鹏飞等①②提出为避免多头管理，应明确医养健康养老模式监管的主管部门，从而加强统筹规划，推动卫生行政部门、民政部门、医保部门等多个部门的协同合作。

对于医保政策限制这一问题，田珍都、李杰③指出医疗服务费用可用医保基金报销，而生活护理服务方面的费用则不在报销范围内，因此，有必要建立长期护理保险制度以支付生活护理方面的费用，为医养健康养老模式的运行提供制度依据。此外，张永梅④指出由于我国经济发展地区不平衡、不同职业层次职工收入差距大等原因，我国立即建立推行全国统一的社会长期医疗卫生护理保险制度并不可行，可借鉴美国长期护理保险制度将长期护理保险以商业保险形式存在，让本国公民自愿参保。在这一基础上，吴宏洛⑤还提出商业保险可在沿海发达地区或一线城市先行试点，摸索和积累经验，然后再逐步过渡到建立强制性的长期护理保险制度。

对于专业人才缺乏这一问题，陈庆和、陈俊峰、沈婉婉等⑥⑦⑧指出应鼓励相关院校开设有关医养护理的专业并加强专业技能培训，以提高医养结合养老队伍的综合素质和专业水平。不仅如此，陈庆和、陈俊峰等⑥⑦还提出应优化医养结合养老服务从业人员的薪酬待遇、晋升通道，并建立相应的评价体系，以体现医养结合养老服务从业人员的价值，增强职业吸引力，更好地留住人才。此外，从人文关怀层面出发，还有人提出应注重培养医养结合养老服务从业人员的人文关怀意识，使其具备较高的同情心、责任感与服务意识等综合素质，能够与老年人更好地沟通与交流，深入了解他们的健康需求，提供切实有效的

① 田珍都. 医养结合的关键环节与对策建设［J］. 社会福利，2015（10）：48 - 50.

② 吕鹏飞，陈晓玲，周宏东，等. 上海市医养结合养老模式卫生监督困境及对策［J］. 医学与社会，2016，29（10）：21.

③ 李杰. 青岛医养结合养老模式问题研究［J］. 中国人力资源开发，2014（18）：74 - 80.

④ 张永梅. 我国失能老人医养康护养老服务问题研究［D］. 沈阳：沈阳师范大学，2016.

⑤ 吴宏洛. 论医疗保险制度设计对失能老人的救助功能——基于医养结合长期照护模式的考察［J］. 福建师范大学学报（哲学社会科学版），2014（2）：23 - 29.

⑥ 陈庆和，王文庆，张松岳. 公共财政视角下医养结合养老服务模式探索与发展［J］. 天津经济，2016（2）：49 - 53.

⑦ 陈俊峰，王硕. 城市医养结合型养老存在的问题及其解决途径——以合肥市为例［J］. 城市问题，2016（6）：92 - 97.

⑧ 沈婉婉，鲍勇. 上海市养老机构医养结合优化模式及对策研究［J］. 中华全科医学，2015，13（6）：863 - 871.

医护服务，提升服务的人文关怀。

对于筹资渠道不完善这一问题，成秋娴、倪语初等[1][2]均提出政府可引入公私合作模式，通过一定的政策优惠鼓励社会资本参与医养健康养老事业。此外，倪语初、王长青、陈娜三人[2]还提出政府应发挥主导作用，优化资源配置，加强中央财政投入，例如青岛市在 2015 年之前，医养健康机构养老的基金来自城镇医保基金，从个人账户和统筹账户各支出 0.2％，从福利彩票公益金中提取 2000 万元，第一年总共筹集 3 亿元，单位和个人无须另行缴费[3]。

对于机构准入标准不明确这一问题，倪语初、王长青、陈娜[2]指出为促进医养健康养老机构的科学发展，政府应制定科学规范的准入标准，并根据医养健康养老机构的目标定位、机构性质、服务主体和对象、人员要求标准等，对医养健康养老机构的基础设施，如占地面积、医疗设备及医疗水平、服务人员资质、服务标准、岗位职责等做出详细合理的规定。

除上述几点，鲍捷、毛宗福、祝山惠[4]从医养健康养老服务的信息化建设层面提出及时有效的信息沟通与传输系统是保障医养健康养老模式运行的重要依托。医养健康养老机构应建立面向医养结合养老服务的信息化网络平台，并与上级行政机构建立绿色专用通道。这不仅有利于医养健康养老机构及时全面地了解服务范围内老年人的健康状况，还有利于上级行政机构对养老服务状况进行统筹管理。

---

① 成秋娴，冯泽永，冯婧，等. 我国发展社区医养结合的必要性、可行性、困境及建议 [J]. 中国卫生事业管理，2016 (5)：334 – 337.

② 倪语初，王长青，陈娜. 老龄化背景下我国医养结合机构养老模式研究 [J]. 医学与社会，2016，29 (5)：1.

③ 杨贞贞. 医养结合的社会养老服务筹资模式构建与实证研究 [D]. 杭州：浙江大学，2014.

④ 鲍捷，毛宗福，祝山惠. 我国医养结合养老服务的公共物品理论浅析 [J]. 医学与社会，2016，29 (1)：10.

第三章

医养健康在新医改体系中的共同发展之路

第一节　医养健康与基层卫生协同发展

2017 年国家卫生计生委员会在基层医疗卫生服务能力提升年活动实施方案中提出以居民健康为中心，以问题为导向，围绕基层医疗卫生服务能力的薄弱环节，通过开展"提升年活动"，推动基层医疗卫生机构完善服务功能，提高服务能力，突出服务特色，改进服务质量，保障医疗安全，提升群众对基层医疗卫生机构的利用率和获得感，为建设分级诊疗制度进一步打好基础①。

一、基层卫生机构协同开展医养健康服务

该项服务提出基层卫生机构应以医养健康的发展理念为出发点，以创建特色服务品牌，提高服务能力为发展定位。以社区卫生服务中心（站）为例，打造的是"1 + N"式个性化服务（如图 3 - 1）。

（一）"1" = 总基站

总基站作为各个特色服务站的总站，对各个特色服务站统筹管理与监督。依居民健康需求与各个特色服务站服务功能相匹配的原则，灵活安排，充分调动社区卫生服务中心（站）的卫生资源。总基站主要为居民提供健康教育与咨询服务以及负责统一管理居民电子健康档案。

（二）"N" = 特色服务站

特色服务站主要以职能专一化定位，创建特色服务品牌形式分布于社区中，打破传统粗放式服务，实施精准管理，专注于"个性化"服务。充分调动机构

---

① 国家卫生计生委. 基层医疗卫生服务能力提升年活动实施方案 ［EB/OL］. 山东省卫生健康委员会网站，2017 - 04 - 10.

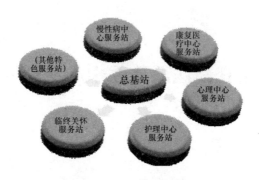

图3-1　基层卫生机构发展医养健康的"1+N"模型

资源为社区老年人打造方便、温馨、舒适、充满人性化的医养环境，满足康复、托养人群多层次、多样化需求。可选择性设有慢性病中心服务站、康复医疗中心服务站、心理中心服务站、护理中心服务站、临终关怀服务站。

1. 慢性病中心服务站

以慢性病老年患者为主要服务对象，开展慢性病诊疗、管理等服务：对慢性病老年患者进行健康状况评估，在评估的基础上制定健康管理计划；建立智慧信息管理服务平台，依托互联网技术，创新健康管理模式，提高健康管理绩效。

2. 康复医疗中心服务站

以接收经上级综合医院治疗后病情处于稳定期或后遗症期，功能仍需要缓慢恢复或进一步稳定，虽不需要大量医疗护理照顾，但又不宜直接回归家庭的老年患者为主。辅以中医康复治疗，促进养老和医疗服务互补衔接，使得老年人获得综合性医养服务。

3. 心理中心服务站

运用系统的心理学理论与方法，从生物—心理—社会角度出发，主要对有需要心理指导的社区老年人进行心理层面干预，以提高老年人心理健康水平，提升适应积极健康的能力。

4. 护理中心服务站

随着老龄人口的增加以及老年人身体特点的需要，老年人群必然是康复领域中的主要对象之一。可通过鉴别诊断，对不同程度的患者进行不同等级的护理形式（如表3-1）。

表 3 - 1　护理等级划分

护理等级	评定标准
三级护理	生活行为基本能自理，不依赖他人帮助的老年人
二级护理	生活行为依赖扶手、拐杖、轮椅和升降等设施和他人帮助的老年人；或者年龄在 80 岁以上者
一级护理	生活行为依赖他人护理者；或思维功能轻度障碍；或年龄在 90 岁以上者
特级护理	生活行为完全依赖他人护理且需要 24 小时专门护理者；或思维功能中度以上障碍者；或老人及家属要求提供高护理等级，在生活服务方面要求特殊照顾者

5. 临终关怀服务站

临终关怀护理是对已失去治愈希望的长者在生命即将结束时所实施的一种积极的综合护理。其目的是尽最大努力、最大限度地减轻长者痛苦，稳定情绪，缓和面对死亡的恐惧与不安，维护其尊严，提高尚存的生命质量，使临终老人在亲切、温馨环境中离开世界①。

二、创建"1 + N"模式基层医疗卫生体系的保障措施

（一）规范管理实施办法以及制定绩效技术标准

从政府层面而言，应当规范管理实施办法以及制定绩效技术标准。从上到下地联动出台相关政策，加强医疗质量控制，合理审批机构硬件设施的配置；将提升服务质量有关内容纳入考核重点内容，对"1 + N"模式进行考核，保障推动基层医疗卫生体系不断完善绩效考核制度。

（二）发挥资源配置功能，加强人才队伍建设

从基层医疗卫生机构角度出发，机构应发挥资源配置功能，合理配置人员岗位结构，规范科室布局，明确功能分区，保证服务环境和设施干净，体现人文关怀。同时加强对各科室人才培训，通过对卫生人员再教育加强内部核心竞争力。

本着"以老年人为中心、以医养健康服务能力培养为基础、兼顾医养健康机构管理能力培养"的原则重组本专业课程体系。形成由老年学基础、老年人权益保障、老年心理维护与促进、老年服务沟通、管理学基础、老年社会工作课程组成的专业素质培养模块；由正常人体结构、正常人体功能、疾病学基础、

---

① 肖剑英. 浅谈养老机构临终关怀护理 [J]. 按摩与康复医学，2011（24）：172.

护理药理、临床医学概论、基础老年照护技术、老年营养与膳食、老年护理、老年康复护理、急救护理、社区护理学、养老机构管理与运营实务、实习前综合实训、医院集中实习、养老院顶岗实习毕业设计课程组成的职业能力培养模块；由老年中医养生保健、老年产品营销、老年人宜居环境建设、老年人照护用品设计、养老服务职业防护课程组成的能力拓展模块，由以上3个模块组成专业课程体系①。

特色小站在卫生人力资源的需求上呈现多样化，对各个专业的人才吸纳都存在需求。教育发展应该以专科为基础，重点突出应用型教育，加强研究生、本科教育的阶梯式层次发展，不同卫生专业人员的知识、技能更加细分，可以为特色小站注入新鲜血液，提供更高标准的服务。

利用"互联网＋"的大趋势，打造健康养老的服务平台，建立医养结合下健康管理师的经验学习交流平台以及相关资源的整合，相互促进学习，取长补短。专业定位的科学性、合理性要建立在专业调研的基础上，找准定位，完善课程建设体系，创新教法、学法，紧跟时代的步伐，促使定位符合地区经济发展的需要，以社会需求为导向，以学生就业为目标，培育合格的服务于地方经济发展的职业人才。

（三）基层医疗卫生机构要适应这一模式的转变

基层医院是与患者最早且最直接接触的地方，虽然只能解决一些小病，但能很大程度上缓解就医压力和大医院的医疗服务能力。所以，加强基层的医疗卫生建设迫在眉睫。第一，利用基层医院的自身优势，积极与居民建立健康干预、监测服务体系。能在基层留住居民，小病在家就能治，增加居民对基层医院的信任。第二，加大投入，加强设备的更新。近年基层医疗卫生机构入院人数、诊疗人次数、病床使用率等有小幅的增加，说明基层医疗机构在慢慢发挥"治未病"作用。第三，提高健康管理师、康复师、心理咨询师等人员的素质和在岗继续教育、学历教育的发展，同时提高基层工作人员的福利，使基层工作者的工作得到更多的支持与报酬。第四，在政策指导下开展慢性病老年人的患病风险评估和干预指导，多开展老年人尤其是重点高危人群的健康管理教育。

---

① 李玲，邵爱玉. 老年服务与管理专业医养结合人才培养模式初探 [J]. 卫生职业教育，2018，14（5）：251－253.

国内研究①②③表明，针对居家老人和社区家庭病床的护理中，介护技术能使被照护者自身生理心理的需求得到较好的满足。此外，帮助居家养老的照顾者树立介护理念，既可以提高居家患者的生活质量，也可提升照护者的自我工作价值。

（四）居民就医观念的改变

改变传统的就医观念，不能大病小病都往三级综合医院跑。与基层医疗机构和基层医生建立更多的信任感，在基层"1＋N"特色服务小站中，首先由医生根据表征等进行一系列医学判断之后，再决定往哪个小站进行治疗，在家门口解决，交通便利，候诊时间短。

（五）加大基层"1＋N"特色小站服务宣传力度

政府和医院方面应该通过向居民发放小册子等方式进行"1＋N"特色小站的知识普及宣传，提高居民的认识度和增强信任度，可以基于马斯洛需求模型的不同需求层次，发掘新的需求，同时还可以吸引社会资本的参与，使运作更加规范和有持续性。因此，积极引入社会力量参与以解决医养健康养老机构的资金问题尤为重要。只有政府、营利组织和非营利组织等多方主体有机结合，医养健康养老服务才能发展更好④。

第二节　医养健康与社会保障协同发展

当前，我国已经进入人口老龄化快速发展阶段，据预测，2020 年我国 60 周岁及以上老龄人口将达到 2.43 亿，2025 年将突破 3 亿，到了 2050 年将会超过全国总人口的 30%，社会将进入深度老龄化阶段⑤。医养健康与社会保障的协同发展主要就是对养老机构的医保管理以及长期护理保险的发展。

①　许梅珍. 李菲. 老年介护在社区护理中的推广及运用研究［J］. 社区医学杂志，2016，14（22）：15－17.

②　金其林，王颖丽. 老年人介护模式及其理念的借鉴与思考［J］. 全科医疗与社区护理，2012，33（2）：23－24.

③　须惠华，吴佳佳，陈艳燕，等. 殷行社区 86 名家庭介护员培训前后的护理技能及满意度调查［J］. 护理研究，2014，28（8）：2810－2812.

④　邓诺，卢建华，周业勤. 医养结合养老模式探索［J］. 中国老年学杂志，2017，37（7）：1805－1807.

⑤　李玉虎. 人口老龄化背景下农村养老保障的路径选择——基于重庆市的实证分析［J］. 经济法论坛，2010（5）：330－337.

一、医养健康政策下的养老机构医保管理现状

（一）医保设置和管理水平存在地域差距

经济发展相对滞后的一些地区，养老机构普遍还没能在养老机构中设置医保定点，卫生资源没能很好地利用起来，甚至个别养老机构十分缺乏卫生资源以致没有能力提供简单的医疗服务。这些地区养老机构的工作重心仍在于保障老年人的日常生活照料，养老观念还停留在保障生活水平方面，养老机构资金的投入侧重于设施建设。甚至存在个别机构忽视医疗卫生服务，设立的医务室并没有发挥医疗功能，医务室里的药品难以满足入住老年人的需要，医务室成了摆设。与此相比，一些经济较为发达的地区已经在一些养老机构中开展了医保定点服务，入住老年人直接在养老机构中刷医保卡取药结算。如福建省厦门金山养老院的医务室加入了医保定点，每周有医生到养老机构中大查房，入住老年人在医务室药房就可以拿药，使用医保卡结算，减轻了他们外出看病的负担。厦门地区依托经济发达的优势，率先为市内养老机构的老年人提供了帮助。

（二）养老机构的医保设置面临着多方面困难

根据访谈结果可知，不少公立和民营的养老机构因内部运行资金供应不足，包括床位、房屋、设施更新等的资金不足，导致机构设置的条件无法获得医保定点的准入。虽然政府当前已经出台政策对医保定点进行了实施规定，如《福建省人力资源和社会保障厅办公室关于进一步完善福建省省本级基本医疗保险定点医疗机构和定点零售药店协议管理有关问题的通知》（闽人社办〔2015〕231号），但缺乏医疗机构执业许可证、部分养老机构仍采用传统管理方式只能提供最基本的医疗服务而没有药品设置条件等情况，阻碍了养老机构医保定点的设置。绝大多数患有慢性病的老年人入住养老机构，无法在养老机构内得到长期、连续的医疗服务，需要时常前往医院就医，从不间断，而对于一些腿脚不便和重病缠身的老人来说，在养老机构内就近得到治疗更是他们的期盼。

（三）养老机构内医保利用效率低下

当前养老机构内有医保定点的机构很少。以笔者所调查内设医保定点的厦门长庚护理院来看，申请医保定点很困难。因为医保要求要有独立的营业执照，但是此护理院是厦门长庚医院附设的，没有独立营业执照。可见，厦门医保的准入标准应进行优化，根据养老院、护理院的实际情况设置准入条件，具体问题具体分析。再以调查的厦门金山养老院和厦门市爱心护理院来看，这两家养老院没有专门的医保处理工作站，但没有电子系统，医保的病人需要手写病历。

医务室有专门收费员刷医保，但整体流程复杂，老年人很少使用。医保报销政策的种种限制也抑制了医保利用情况，如福建省厦门市养老机构医保惠及范围主要是本市户籍参保人员、生活不能完全自理、70 岁以上患慢性病生活不便者或重度残疾患者等。这种年龄、户籍、自理能力限制使得符合刷医保的范围不能覆盖全部居住老人，而且周边社区的老年人也不能就近使用医保，十分不便，这会造成养老院医保定点一定程度上形同虚设。要惠及更大范围的老年群体，还需要进一步探索相关政策。

（四）养老机构医保管理工作信息化利用程度不够

据调查的养老机构来看，养老机构中使用医保的入住老人需要手写病历，没有电子系统。养老机构的硬件设备、软件技术以及操作人员都比较缺乏，在配备上存在"短腿"。医保结算周期较长，这对医疗费用的实时监控不利，可能会造成医保管理的滞后。并且在入住老人被转诊就医时，没能建立起与转诊医疗机构的信息关联网络，不利于医疗资源的整合，也不利于入住老人就医时得到更准确的服务。

二、医养健康政策睛的养老机构医保管理建议与对策

（一）政府在制定医保定点进入养老机构的各项政策过程中要与实际接轨

当前根据《医疗机构管理条例》规定，护理院、护理站、医务室等都属于医疗机构，医疗机构由卫生健康部门管理，而医保由社保部门管理，由于二者长期分而治之的格局造成医疗和养老资源不能融合。以所调查内设医保定点的厦门长庚护理院来看，其申请医保定点很困难。因为医保要求要有独立的营业执照，但是此护理院是厦门长庚医院附设的，没有独立营业执照。可见，医保的准入标准应进行优化，根据养老院、护理院的实际情况设置准入条件，具体问题具体分析。针对养老机构内设医疗机构，符合条件的应给予优先审批。社保部门要对医保的使用采取有针对性的管理方式，注重医保核查，严格监督监管。创新管理机制，整合各方资源，使得民政、卫生健康、社会保障、各老年协会等与养老机构发展有关的组织能提供及时的帮助，给予养老机构必要的支持。

（二）探索医保精细化管理体系建设

养老机构内部对医保管理应该采取更加重视的态度。养老机构不仅应该加强对医保政策的业务学习，了解政策规定的情况，及时对新政策或保险规定采取如张贴告示栏等宣传手段，提高入住老人对医保报销政策规定、报销流程、结算手续的了解。养老机构还可以成立内部医保管理部门，设立相关制度，约

束机构工作人员滥用入住老人医保卡和老人家属持他老人医保卡刷卡取药的行为，防止骗保行为的产生。形成管理体系，即由机构负责人负责，机构医保管理人员执行、医保保险管理部门监督的体系。

（三）利用信息化手段，进行医保信息化管理

充分利用信息互联网资源，借鉴医院医保管理的经验，建立入住老人疾病就医情况的数据库，建立电子健康档案，与转诊的医疗机构建立医保信息互通网络，方便转诊就医时医务人员对患者信息的全面掌握。建立信息平台，与医疗保险管理机构及时沟通，将医保管理统计数据等与医疗保险管理机构互联，方便医保管理机构对医疗费用的实时监控，避免医保管理的滞后性，最终形成一个由养老机构建立医保平台、医疗机构信息覆盖、医疗保险部门有效监督的网络。

（四）借鉴国内外相关经验，进行探索和创新

养老机构的发展必须要向前看，了解国内外养老机构医保探索的措施十分必要。例如，山东省青岛市于 2012 年颁布实施了《关于建立长期医疗护理保险制度的意见（试行）》。我国山东省青岛市，提出以城镇基本医疗保险为平台，以"医养健康"的养老机构、社区医疗机构为主体，开展居家医疗照顾和在院医疗护理，建立科学的筹资、支付、经办服务机制，满足老年人的医疗护理需求。护理保险覆盖所有参加城镇基本医疗保险的居民，在定点机构及居家接受医护照料所发生的费用由离休人员医疗基金支付[1]。该种"医养健康"新模式中实行的护理保险覆盖所有参加城镇基本医疗保险的居民，在定点机构及居家接受医护照料所发生的费用由离休人员医疗基金支付[2]，对于居住于养老机构、二级医疗机构、三级医疗机构分别采用 60 元、170 元、200 元的日包干费用，提高护理服务费用在医保中所占的比例。这种模式以护理保险制度保障了长期护理照护服务的延续性，减轻子女压力，减轻医疗机构老年人长期占床的现象，最终也缓解了"看病难，看病贵"的压力。因此，要积极探索新的经验，以此带动养老机构发展。例如，美国的医疗保险医疗服务付费方对机构的管理从原来的原则性协议管理，向以实时信息共享为基础的责任和利益共担方向转型，管理方式越来越精细化[3]。利用信息化手段对医保进行精细化管理，例如，开

---

[1] 王赟，曹勇，唐立岷，等. 青岛市"医养结合"养老模式探索 [J]. 卫生软科学，2015（2）：72 - 73，77.

[2] 曹煜玲. 中国城市养老服务体系研究 [D]. 大连：东北财经大学，2011：1.

[3] 程宏. 医保精细化管理模式的国际启示和借鉴 [J]. 中国医疗保险，2014（10）：32 - 35.

发一套面向医保患者、以临床医嘱为源头的智能指引信息系统①,利用这种信息系统建立数据库,统计老年人各类药品使用情况,形成药品使用报告,进行慢性病管理。建立个人医疗信息档案和养老机构与转诊的各级医院的信息平台,创造与就医绿色通道相匹配且可利用的数据库,同时整合医疗资源。

三、基于医养健康的长期护理保险成本市场调查及测算研究

随着社会发展,我国进入人口老龄化快速发展阶段,人口老龄化导致护理需求和护理费用持续大幅增长,对老人自身经济负担和政府财政支出造成巨大压力。长期护理是指由非专业照料者和专业照料者进行的照料活动,以保证自我照料能力不完全的人的生活质量、最高程度的独立生活能力和人格尊严。②面临日益增长的老年人口带来的护理供需失衡问题,同时护理产生的护理费用未加入医保报销,个人经济负担逐渐加重,提出探索构建长期护理社会保险(国际简称"LTCI")已经成为现实选择。长期护理保险指因疾病或者意外事故导致工作能力丧失而引起收入损失提供经济补偿的保险(HIAA,1997)。③ 下面以福建省为例进行对其的测算调查分析。

(一)长期护理险供方市场(护理员市场)现状调查

1. 被调查护理员的基本情况

在被调查的630个对象中,签约护理员有304人,闲散护理员有326人。大多数护理员为女性,男女比例接近4:6,原因在于女护理员照顾异性比男护理员照顾异性方便;护理员总体年龄偏大,45~55岁居多,多为中年人;户籍多来自农村,以外来打工人员和下岗中年女工为主;文化水平普遍较低,多为小学及以下学历。

表3-2 被调查护理员基本情况(单位:人)

项目		总情况		签约护理员		闲散护理员	
		人数	比例(%)	人数	比例(%)	人数	比例(%)
性别	男	236	37.46	112	36.84	124	38.04
	女	394	62.54	192	63.16	202	61.96

---

① 江海林. 基于信息系统的医院医保管理开发与建议 [J]. 中国医疗保险, 2014 (5): 53-55.

② 荆涛. 长期护理保险理论与实践研究:聚焦老龄人口长期照料问题 [M]. 北京:对外经济贸易大学出版社, 2015:28.

③ 荆涛. 长期护理保险——中国未来极富竞争为的险种 [M]. 北京:对外经济贸易大学出版社, 2006:16-173.

续表

项目		总情况		签约护理员		闲散护理员	
		人数	比例（%）	人数	比例（%）	人数	比例（%）
年龄	25岁及以下	10	1.59	4	1.32	6	1.84
	26~35岁	28	4.44	14	4.61	14	4.29
	36~45岁	90	14.29	44	14.47	46	14.11
	46~55岁	362	57.46	180	59.21	182	55.83
	55岁以上	140	22.22	62	20.39	78	23.93
户籍	外来打工	248	39.37	142	46.71	106	32.52
	附近农村	380	50.79	134	44.08	194	50.31
	本地居民	62	9.84	28	9.21	56	17.18
文化程度	小学及以下	420	66.67	166	54.61	254	77.91
	初或高中	180	28.57	114	37.50	66	20.25
	专科	24	3.81	18	5.92	6	1.84
	本科及以上	6	0.95	6	1.97	0	0.00
合计		630	100	304	100.00	326	100.00

2. 签约护理员与闲散护理员之间用工现状分析

国家人力资源和社会保障部2007年制定的《养老护理员国家职业标准》中将护理员定义为，对老年人生活进行照料、护理的人员。① 目前护理员存在两种：一种是来源于陪护公司的签约员工，以下称为"签约护理员"；另一种是没有固定组织与团体的自由护理员，以下称为"闲散护理员"。

签约护理员与闲散护理员在用工现状存在显著差别，月工作天数、月平均收入、福利保险、继续从事意愿上检验结果都有统计学意义。

（1）工作量

被调查护理员总体上工作量集中在每月25天以上，工作强度较大。在访谈中得知目前护理员工作模式分为：①传统型——病人护理员比例为1:1，24小时看护，主要是闲散护理员的工作形式；②新型——12人/小时，采用轮班制度。签约护理员大部分采用新型制度，但有些医院病人较少，不适用新型，仍采用传统型。签约护理员一个月基本保证休息4天，如果有事，可以调休或请

---

① 社会福利和社会事务司. 养老护理员国家职业标准［EB/OL］. 湘潭医卫职业技术学院网站，2007-12-05.

假。闲散护理员在目前庞大的护理员需求市场上基本无暇休息，目前这部分护理员多为 24 小时值岗，作息颠倒，护理员身体健康受到严重影响。

表 3－3　被调查地区护理员工作现状（单位：人）

工作现状	项目	总情况		签约护理员		闲散护理员		x^2	P
		人数	比例（%）	人数	比例（%）	人数	比例（%）		
月工作量	10 天及以下	4	0.63	0	0.00	4	100.00	36.227	0.000
	11～15 天	8	1.27	0	0.00	8	100.00		
	16～20 天	30	4.76	0	0.00	30	100.00		
	21～25 天	102	16.19	78	76.47	24	23.53		
	25 天以上	486	77.14	226	46.50	260	53.50		
月均收入	1 000 元及以内	84	13.33	0	0.00	84	100.00	117.824	0.000
	1 001～3 000 元	148	23.49	24	16.22	124	83.78		
	3 001～5 000 元	344	54.6	256	74.42	88	25.58		
	5 001～7 000 元	50	7.94	24	48.00	26	52.00		
	7 000 元以上	4	0.63	0	0.00	4	100.00		
结算方式	按小时	4	0.63	0	0.00	4	100.00	58.588	0.000
	按天数	144	22.86	26	18.06	118	81.94		
	按月数	428	67.94	270	63.08	158	36.92		
	按病人数量	54	8.57	8	14.81	46	85.19		
每年福利保险	无福利保障	418	66.35	104	24.88	314	75.12	136.261	0.000
	100 元及以内	54	8.57	54	100.00	0	0.00		
	101～300 元	104	16.51	92	88.46	12	11.54		
	301～500 元	24	3.81	24	100.00	0	0.00		
	501～700 元	12	1.9	12	100.00	0	0.00		
	700 元以上	18	2.86	18	100.00	0	0.00		

（2）每月平均收入

被调查护理员的总体水平为每月平均收入集中在 3 000～5 000 元，这与护理员的工作时间和工作辛苦程度不成正比。闲散护理员的高收入与低收入人群都比签约护理员的多。签约护理员收入相对稳定，公司提供基本工资，根据工作量提成，多劳多得。

（3）工资结算方式

以按月数为主，部分以按天数和小时结算。闲散护理员主要是以小时或天数计算的钟点工；其中签约护理员则相对较为稳定，如福建省瑞泉护理员公司采用按月结算制度，实行轮班制度160元/天，保底工资4 000元；每月不足4 000元，护理员公司会给予补充，超出4 000元的部分，公司收取20%~25%的工资。

（4）福利保障

闲散护理员几乎没有福利保障，签约护理员中的护理员小组长会有100~500元不等由陪护公司提供的基本保险，可以激励部分护理员努力工作，但相对其他职业来说保障还显得不足。

（三）以福建省为例对护理保险市场数据动态测算

1. 福建省护理劳动力价值现状调查及测算——护理员日均工资

经过前期的实地调研和问卷调查，笔者获得7个城市的护理员日均工资的高低标准的平均水平，经过数据分析，获得全省初步护理员日均工资的标准为116.2~146.5元，如表3-4所示。

表3-4 2016年被调查各地护理员日均工资（单位：元）

	福州	厦门	泉州	三明	龙岩	莆田	南平	全省
低标准	116.3	136.2	115.6	114.4	111.7	109.4	105.3	115.6
高标准	164.6	189.4	168.3	163.9	157.2	145.6	137.4	160.9

获得各地区调查数据，计算各省平均工资，并参考2016年的《中华人民共和国统计年鉴》中的数据：2001—2015年，国民总收入平均增长率9.7%，通过公式：2016年各地日均工资×（1+9.7%）^{n}进行趋势外推，得到2030年的全省初步护理员日均工资的标准为422.4~588.1元，如表3-5所示。

表3-5 2030年的全省初步护理员日均工资（单位：元）

	年份	福州	厦门	泉州	三明	龙岩	莆田	南平	全省
低标准	2017	127.6	149.4	126.8	125.5	122.5	120.0	115.5	126.8
	2018	140.0	163.9	139.1	137.7	134.4	131.7	126.7	139.1
	2019	153.5	179.8	152.6	151.0	147.5	144.4	139.0	152.6
	2020	168.4	197.2	167.4	165.7	161.8	158.4	152.5	167.3
	2025	267.6	313.4	266.0	263.2	257.0	251.7	242.3	265.9
	2030	425.1	497.8	422.5	418.1	408.3	399.9	384.9	422.4
高标准	2017	180.6	207.8	184.6	179.8	172.4	159.7	150.7	176.5
	2018	198.1	227.9	202.5	197.2	189.2	175.2	165.3	193.6

续表

	年份	福州	厦门	泉州	三明	龙岩	莆田	南平	全省
高标准	2019	217.3	250.0	222.2	216.4	207.5	192.2	181.4	212.4
	2020	238.4	274.3	243.7	237.4	227.7	210.9	199.0	233.0
	2025	378.7	435.8	387.2	377.1	361.7	335.0	316.1	370.2
	2030	601.6	692.3	615.1	599.1	574.6	532.2	502.2	588.1

2. 护理劳动量现状调查及测算——护理员月均工作天数

经过前期的实地调研和问卷调查，获得 7 个城市的护理员月均工作天数的高低标准的平均水平，经过数据分析，获得全省初步护理员日均工资的标准为 21.6~26.2 天，如表 3-6 所示。

表 3-6　被调查各地护理员月均工作天数（单位：天）

	福州	厦门	泉州	三明	龙岩	莆田	南平	全省
低标准	21.9	22.7	22.4	22.3	21.4	21.6	18.9	21.6
高标准	26.1	27.9	25.8	25.6	26.3	26.1	25.4	26.2

3. 未来护理劳动力规模测算——护理员需求数量

（1）福建省老年总人口规模动态测算

基于国家统计局第六次人口普查汇总数据（2010 年全国人口数据）中福建省的人口数据，测算 2030 年福建省 60 岁以上的老年人口。国家 2015 年统计数据显示，福建省人均寿命为 74.4 岁。考虑到 2030 年时 75 岁以上老年人口的生存人口与 60~74 岁人口的死亡人口相抵消情况下，2030 年福建省 60 岁以上老年人口，可以使用 2010 年 40~54 岁人口数量暂为代替[①]，得到 2000—2030 年老年人口数量为 833.41 万人，如表 3-7 示。

表 3-7　2030 年福建省老年人口数量（单位：人）

2010 年	40~44 岁	45~49 岁	50~54 岁	合计
2030 年	60~64 岁	65~69 岁	70~74 岁	
合计	3 426 578	2 781 033	2 126 496	8 334 107

数据来源：国家统计局第六次人口普查汇总数据。

---

① 谭睿，卢婷. 长沙市老年长期护理费用测算及保障制度研究 [J]. 保险职业学院学报，2015（5）：27-31.

考虑到医疗条件不断改进，2030 年时 75 岁以上老年人口的生存率在提高，60 ~ 75 岁人口的死亡率在下降，福建省人均期望寿命有可能不断增加，在此基础上增加 5% 的人口数，得到 2030 年福建省 60 岁以上老年人口数量为 875.08 万人。

（2）各健康状态的老年人口规模测算

①数据来源。选用北京大学国家发展研究院与中国疾病预防控制中心联合开展的"中国健康与养老追踪调查"（China Health And Retirement Longitudinal Study, CHARLS）中的 2011 年全国基线调查和 2013 年全国追踪调查数据，并以 55 岁以上的老年人为研究对象①。同时，借鉴"美国国家长期护理调查"（National Long – term Care Survey, NLTCS）有关失能老人的定义②。据此，将老年人的健康状态分为健康、健康受损、功能障碍和死亡四个状态。

表 3 – 8　老年人健康状况分类表

健康状态	状态描述
健康	无任何功能障碍
健康受损	器具性日常活动障碍，或 1—2 项日常活动障碍；无认知功能障碍
功能障碍	3 项及以上日常互动障碍；无认知功能障碍
死亡	身故③

②统计描述。剔除与健康相关的关键缺失值，并排除跟踪调查无法进行的老人。2011 年的样本包含 11 206 名 55 岁以上居家老人；2013 年追踪调查发现，其中 3 566 名老人已经去世，383 名老人健康状态不详，因此，2011 年健在老人的样本量为 6 382 人。

从 2011 年的样本量来看，健康老人占总数的 29.30%，健康受损占 40.60%，功能障碍占 2.20%。从 2013 年的样本量来看，健康老人占总数的 28.60%，健康受损的占 22.80%，功能障碍的占 2.90%。

---

① 海龙. 我国高龄老人长期护理需求测度及保障模式选择［J］. 西北人口，2014（2）：40 – 44.

② RUBIN R M, WIENER J M, MEINERS M R. Private Long – Terrn Care Insurance Simulations of a Potential Market［J］. Medical Care, 2004：182 – 193.

③ 黄枫，吴纯杰. 基于转移概率模型的老年人长期护理需求预测分析［J］. 经济研究，2012（2）：119 – 130.

表 3 – 9　2013 年全国追踪调查数据统计描述（单位：人）

健康状态	2011 年样本		2013 年样本	
	频数	百分比（%）	频数	百分比（%）
健康	3 285	29.30	1 824	28.60
健康受损	4 550	40.60	1 452	22.80
功能障碍	242	2.20	188	2.90
死亡	3 129	27.90	2 918	45.70

根据表 3 – 9 数据，结合全国追踪调查数据的统计描述，得到福建省各个健康状态老人人口规模测算数据，如表 3 – 10 所示。到 2030 年，福建省需接受长期护理的老年人总数为半自理和失能老人的人口总和，约为 49.21 万人。

表 3 – 10　福建省 2030 年需要护理的老人数（单位：人）

健康状态	自理	半自理	失能	需护理合计
人口	547 644	436 583	55 530	492 113

（3）护理员数量的动态测算

根据中华人民共和国民政部《老年人社会福利机构基本规范》，结合各地的实际情况，根据各地《养老服务机构管理办法》《社会养老服务机构管理办法》，护理员与老人的比例为：护理员与三级（自理）老人比例 1∶5 至 1∶10；护理员与二级（半自理）老人比例 1∶3.5 至 1∶5；护理员与一级（不能自理）老人比例 1∶2.5 至 1∶3.5；护理员与专护（完全不能自理和瘫痪老人）老人比例 1∶1.5 至 1∶2.5。《养老大趋势中国养老产业发展的未来》①（魏华林，2014）在对各地政策进行比较后，得到表 3 – 11 的数据。

表 3 –11　养老护理员与老人自理情况的配置标准（单位：人）

类型	低标准	高标准
护理员：自理老人	1∶10	1∶5
护理员：半自理老人	1∶5	1∶3.5
护理员：失能老人	1∶3.5	1∶2.5

对选择机构长期护理的老人而言，按照上文表 3 – 7 中测算得出的老年人口

---

① 魏华林，金坚强. 养老大趋势——中国养老产业发展的未来［M］. 北京：中信出版社，2014：206 – 217.

规模分别以表 3 - 11 中的高低配置计算所需的养老护理员数量，测算对应护理员数量，具体结果见表 3 - 12。到 2030 年，低标准和高标准的半自理、失能老年人护理员的数量相加后，得到低标准和高标准的护理员总数分别为 103 183 人和 146 950 人，均值为 125 066 人，约为 12.5 万人。

表 3 - 12　2015—2030 年福建省老年护理人员数量（单位：人）

健康状态	低标准	高标准
自理	—	—
半自理	87 317	124 738
失能	15 866	22 212
合计	103 183	146 950

就健康自理老人而言，OECD 国家没有专门的人力资源配置标准。以日本为例，其旨在建立一个以医疗、介护、预防、住宅、生活援助为一体的地域护理体系。该体系由该地域居民、民间企业、非营利组织（NPO）、民间福利事业法人代表等共同参与，给区域老人提供各种服务。服务类型包括护理人员支援、家事支援、配食和进食服务等。因此，健康老人可以依托现有的社区医疗资源和其他社会资源，这里对其需要的护理员不做具体测算。

4. 2030 年福建省护理人力成本总额测算——护理员市场劳动力总费用

经过以上市场调研和对数据的分析，决定采用如下测算方法进行护理劳动力市场总费用的测算，测算的具体公式为：全省年均护理人力总费用 = ①单日护理平均费用 × ②全省护理员应供给总数 × ③月均工作天数 ×12。

①单日护理平均费用：由表 3 - 5，获得全省初步护理员日均工资的标准为 422.4 ~ 588.1 元。②全省护理员应供给总数：由表 3 - 12 知，到 2030 年，低标准和高标准的护理员总数分别为 10.32 万人和 14.67 万人。③月均工作天数：由表 3 - 6，获得全省初步护理员月均工作天数为 21.6 ~ 26.2 天。

计算得到：

全省年均护理人力总费用低标准 = ①单日护理平均费用低标准 × ②全省护理员应供给总数低标准 × ③月均工作天数低标准 ×12 = 422.4 ×10.32 ×21.6 ×12 = 1 129 896.346 万元，约 112.99 亿元。

全省年均护理人力总费用高标准 = ①单日护理平均费用高标准 × ②全省护理员应供给总数高标准 × ③月均工作天数高标准 ×12 = 588.1 ×14.67 ×26.2 ×12 = 2 712 463.049 万元，约 271.25 亿元。

则 2030 年福建省护理人力成本总额为 112.99 ~ 271.25 亿元。

5. 2030 年护理劳动力总成本的测算——护理员市场劳动力总成本

全省年均护理所需总成本 = 全省年均护理人力总费用 + 其他费用（各种管理费用）。其他费用 = ①护理员中介公司的管理成本 + ②政府管理成本。经过市场调研，了解到护理员公司会抽取护理员总工资的 20% ~ 25%，考虑到这个占比是目前护理员公司为公司盈利目的而设置的管理费用，占比偏高。在社会发展过程中，护理保险逐步转变为保障性质的险种，其他管理费用将被大幅度压缩。结合查阅文献，综上，在参考宁波市、青海市的保险费率厘定标准的基础上，决定采用 15%。

全省年均护理总成本低标准 = 全省年均护理人力成本总额 × 1.15 = 112.99 × 1.15 = 1 299 380.797，约为 129.94 亿元。

全省年均护理总成本高标准 = 全省年均护理人力成本总额 × 1.15 = 271.25 × 1.15 = 3 119 332.506，约为 311.93 亿元。

则 2030 年福建省护理总成本为 129.94 ~ 311.93 亿元。

6. 2030 年护理险征收人口数测算

若分别以 20 岁和 40 岁以上福建省人口作为缴费人群，为获得 2030 年福建省 20 岁以上、40 岁以上人口数量，采用同测算 2030 年福建省 60 岁以上老年人口相同的方法。以 2010 年 0 ~ 54 岁、20 ~ 54 岁人口数量代替 2030 年福建省 20 岁以上、40 岁以上老年人口。

方案一：20 岁以上人口为缴费基数

得到 2000—2030 年 20 岁以上人口数量为 3 072.73 万人，如表 3 - 13 所示。并扣除约占总人数 10% 左右的失业人群、低保人群等国家政策保护对象，则：

20 岁以上征收人口总数 = 2030 年福建省 20 岁以上人口数 × 0.9 = 3 072.73 × 0.9 = 27 654 574.5 人，约为 2 765.46 万人。

表 3 - 13　2030 年福建省 20 岁以上老年人口数量（单位：人）

2030 年	20 ~ 44 岁	25 ~ 29 岁	30 ~ 34 岁	35 ~ 39 岁	40 ~ 64 岁	合计
2010 年	0 ~ 4 岁	5 ~ 9 岁	10 ~ 14 岁	15 ~ 19 岁	20 ~ 54 岁	
合计	2 127 263	1 856 796	1 721 639	2 816 779	22 204 828	30 727 305

数据来源：国家统计局第六次人口普查汇总数据

方案二：40 岁以上人口为缴费基数

得到 2000—2030 年 40 岁以上人口数量为 2 220.48 万人，如表 3 - 14 所示。并扣除约占总人数 10% 左右的失业人群、低保人群等国家政策保护对象，则：

40 岁以上征收人口总数 = 2030 年福建省 40 岁以上人口数 × 0.9 = 2 220.48

×0.9 = 19 984 345.2 人，约为 1 998.43 万人。

表 3 - 14　2030 年福建省 40 岁以上老年人口数量（单位：人）

2030 年	40 ~ 44 岁	45 ~ 49 岁	50 ~ 54 岁	55 ~ 59 岁	60 ~ 64 岁	合计
2010 年	20 ~ 24 岁	25 ~ 29 岁	30 ~ 34 岁	35 ~ 39 岁	40 ~ 54 岁	
合计	3 918 540	3 299 934	3 048 083	3 604 164	8 334 107	22 204 828

数据来源：国家统计局第六次人口普查汇总数据。

7. 2030 年每人年均缴费总金额的测算

方案一：20 岁以上人口为缴费基数

若以 20 岁以上人口作为缴费人群，并扣除约占总数 10% 左右的失业人群、低保人群。则人均年缴费 = 2030 年护理劳动力总成本/征收人口总数。

2030 年每人年均缴费总金额低标准 = 129.94 亿/2 765.46 万 = 469.87 元。

2030 年每人年均缴费总金额高标准 = 311.93 亿/2 765.46 万 = 1 127.95 元。

以 20 岁以上人口作为缴费人群，预测到 2030 年福建省人均年缴费水平为 469.87 ~ 1 127.95 元。

方案二：40 岁以上人口为缴费基数

若以 40 岁以上人口作为缴费人群，并扣除约占总数 10% 左右的失业人群、低保人群。则人均年缴费 = 2030 年护理劳动力总成本/征收人口总数。

2030 年每人年均缴费总金额低标准 = 129.94 亿/1 998.43 万 = 650.21 元。

2030 年每人年均缴费总金额高标准 = 311.93 亿/1 998.43 万 = 1 560.88 元。

以 40 岁以上人口作为缴费人群，预测到 2030 年福建省人均年缴费水平为 650.21 ~ 1 560.88 元。

8. 2030 年个人负担的年均缴费金额的筹资模型

参考我国新型农村合作医疗保险、城镇职工医保保险等保险的资金筹资经验，以及日本《长期介护服务保险法》的筹资经验，个人负担 10%，护理保险金承担 45%，中央和各级政府承担 45%。基于福建省的人口数量和经济发展水平，本测算以个人筹资负担比例 30% 进行，政府和社会各承担 35%。

方案一：20 岁以上人口为缴费基数

若以 20 岁以上人口并扣除约占总数 10% 左右的失业人群、低保人群，作为缴费人群，2030 年基本满足收支平衡情况下，个人负担的年均缴费金额 = 2030 年人均缴费总金额 × 30%，即 140.96 ~ 338.38 元。

方案二：40 岁以上人口为缴费基数

若以 40 岁以上人口并扣除约占总数 10% 左右的失业人群、低保人群，作为缴费人群，2030 年基本满足收支平衡情况下，个人负担的年均缴费金额 = 2030 年人均缴费总金额 ×30%，即 195.06 ~ 468.26 元。

（四）问题

1. 护理需求上涨

根据《全国人口普查条例》和国务院的决定，我国以 2010 年 11 月 1 日零时为标准时点进行了第六次全国人口普查。结果显示，福建全省常住人口为 36 894 216 人，全省常住人口中，60 岁及以上人口为 4 212 397 人，占 11.42%，其中 65 岁及以上人口为 2 912 140 人，占 7.89%。同 2000 年第五次全国人口普查相比，60 岁及以上人口的比重上升 1.87 个百分点，65 岁及以上人口的比重上升 1.35 个百分点。同时，通过对老年人口规模和各健康状态老年人口规模的预测结果显示，未来需要接受长期护理服务的老年人口数量持续上升，特别是高龄失能老人数量快速增长，对护理供给造成较大冲击，造成专业护理员出现较大缺口。根据未来人口规模预测结果可以推测，特别是由于劳动年龄人口数量下降、老年抚养比上升导致家庭养老功能逐渐丧失。老年人护理需求不断增加，也将导致整个社会的护理成本逐渐上涨。

2. 护理费用昂贵

长期护理是一个持续性过程，其间产生的护理费用并非老人所能够承担的[①]。福建省尚未出现正式意义上的护理保险制度，这意味着产生的所有护理费用都将由个人承担，这不仅给老人带来巨大的经济负担，同时会严重影响未来社会的稳定。调查中发现，护理费用高，与子女的相处时间短，是老人不愿意选择机构护理的主要原因。收入低的老人一般选择家庭病床或者公立护理机构，但是公立护理机构因价格低廉，往往一床难求，很多老人及其家属会选择长期住院，将个人责任转化为社会责任，增加社会医疗保障费用支出，产生新的社会保障风险，需要增加社会养老护理资源投入。这不仅给子女造成较大的养老护理负担，也易形成社会护理资源的闲置，形成较大的代际转移成本。

（五）建议

1. 探索合理的筹资机制

在探索长期护理保险资金筹集渠道期间，可通过优化职工医保统账结构、划转职工医保统筹基金结余、调剂职工医保费率等途径筹集资金，建议在职工医保中利用个人账户和统筹基金，如在福建省厦门等基金较有余力的城市进行

---

① 陈冬梅，袁艺豪. 人口老龄化背景下我国长期护理保险需求的分析：以上海市为例 [J]. 上海大学学报（社会科学版），2015（6）：13~22.

试点。正式运行时，须独立基金，独立征缴，独立划拨，避免出现不同险种之间基金互相挪用、互相挤占的情况。

目前，公共长期护理保险始终处于两难困境：一方面是待遇要求高、降低难；另一方面是财政负担重、提高难。在全国15个试点城市中，青岛在2012年就率先建立了长期医疗护理保险，覆盖城乡医疗保险参保职工和居民，参保人和单位无须另行缴费。资金来源于医保结余基金，长春和南通分别建立失能人员医疗照护保险和基本照护保险，参照医保报销程序，对有不同照护需求的参保人设立不同的保险比例。对于"两难"困境，应充分考虑不确定性和未来更多的可能性，适当降低个人的保险筹资占比，减少老年人护理费用负担。明确基金支付水平总体上控制在70%左右，个人负担比例在30%左右是一个较为合理的筹资模式。

2. 保险基金筹集和缴费方式

建议保险基金按年度筹集，参加护理保险的人员按年度一次性缴纳。筹集结构分为个人、医保统筹基金、政府财政支出三部分。

（1）个人缴费

以40岁以上有缴费能力人群作为征收对象。参加城镇职工基本医疗保险的人员，由市医疗保险经办机构统一从医疗保险个人医疗账户中划转；参加城乡居民医疗保险（城镇居民基本医疗保险和新型农村合作医疗保险）的人员，在缴纳城乡居民基本医疗保险费时一并缴纳，其中城乡最低生活保障家庭、特困职工家庭、完全或大部分丧失劳动力的重残人员（1—2级），个人无须缴纳。

预测到2030年，福建省老年人口达875.08万人，接受长期护理的老年人总数为半自理和失能老人49.21万人，需护理员约10.31万~14.69万人。2030年福建省护理总成本约为129.94亿~311.93亿元。若扣除总数10%左右的失业人群、低保人群等国家政策保护对象，在基本满足收支平衡情况下，分别以福建省20岁以上和40岁以上作为缴费人群，个人负担的年均缴费金额为140.96~338.38元和195.06~468.26元。测算获得的福建省2030年低标准与北京地区试点开展的长期护理60岁以上老年人中，农村老年人年均缴费120元，城市老年人年均缴费300元的情况基本相符。

（2）医保统筹基金筹集

每年年初按照参加护理保险的职工医保和居民医保分别从职工医保统筹基金和居民医保统筹基金筹集。

（3）政府财政补助部分

由市政府于每年年初一次性划入。

3. 合理制定保险待遇

在全国 15 个试点城市中，青岛待遇水平每人每天最高可达 200 元，2015 年下调至 170 元，目前约有 803 万人参保。长春和南通待遇水平较青岛低，更体现"保基本"的原则。对比发现，青岛保障力度大，职工和居民的自付比例分别为 10% 和 20%，深受参保人欢迎，但运行不到三年便下调保险待遇。南通每人每床待遇控制在 60 元以内，个人负担比例超过 40%。青岛与南通长期护理险的待遇差别较大，与其地方政府财政兜底能力有直接关系，借鉴国内试点城市的护理保险开展经验，结合福建省的省情和经济发展特点，提出以下建议：

（1）享受保险待遇条件

①因年老、疾病、伤残导致失能，符合《日常生活活动能力评定量表》（具体评估内容参考 Barthel 指数评定量表）失能和半失能标准，生活不能自理，需要长期护理的参保人员（包括失智老人），享受长期护理保险待遇。

②根据长期护理保险筹资水平和基金运行情况，逐步扩大保障范围，适时将 40 岁以下有参保能力的人群纳入保障。

（2）待遇保障范围（服务内容）

①护理服务内容包括但不限于：清洁护理、饮食照料、睡眠照料、排泄照料、康护护理、心理安慰、病情观察等项目。

②待遇包括保障医疗机构护理、护理机构护理、养老机构护理、居家上门护理、社区巡护服务中产生的护理费用。

③属于基本医疗保险、工伤保险、生育保险以及应由第三人依法承担的护理康复及照护费用，长期护理保险基金不予给付。

（3）待遇保障标准

过低的自付比例会引导产生过度的护理服务，过低的自付比例则会收缩合理的护理服务。因此，参考青岛长期医疗护理保险制度，结合福建省特点，为了达到护理保险基金的收支均衡，建议福建护理保险待遇不设置起付线，重度失能人群在护理保险定点机构接受护理服务的，报销比例为 85%，个人自付 15%；中度失能人群在护理保险定点机构接受护理服务的，报销比例为 75%，个人自付 25%。在护理险运行之初，由于对基金运行情况不了解，建议先按这个比例，待取得经验后，视基金承受能力再考虑是否予以调整个人自付比例。

同时，建议调剂部分基金购买商业保险，对特困户、孤寡老人等采用精准扶贫的方式进行扶助，免除个人自付费用。

4. 多层次长期护理保障制度，逐步推进护理保险社会化

大多数国家都根据本国经济和社会现状，建立各种形式老年护理保险制度。

在国外，根据是否有政府主导、是否有补贴、是否纳入社会保险三个维度，可分为：（1）政府主导、部分补贴、强制参保模式（日本、德国）；（2）政府主导、全额补助、公共护理津贴模式（英国）；（3）市场主导、无补贴、自愿投保的商业保险模式（美国）；（4）市场主导、部分补贴、强制投保模式（荷兰）。在国内，河北承德市、上海市、江苏南通市和苏州市、浙江宁波市、安徽安庆市、山东青岛市、湖北荆门市、广东广州市、重庆市、四川成都市等城市为长期护理保险制度的试点城市。

根据国外和我国试点情况，结合福建省的目前实际情况，可以考虑采取以商业保险和社会保险相结合的"混合模式"，探索建立多层次长期护理保障制度，逐步推进护理保险社会化，积极引导发挥社会救助、商业保险、慈善事业等有益补充，解决不同层面的护理需求。与此同时，鼓励商业保险公司开发适销对路的保险产品和服务，发展与长期护理社会保险相衔接的商业护理保险，满足多样化、多层次的长期护理保障需求。

第三节　医养健康与健康管理协同发展

健康管理是我国医养健康可持续发展的终极目标，医养健康应充分体现至健康管理的发展中的各个方面，这里面包括健康管理人才储备、健康管理服务内容等。当前健康管理的全球化发展趋势强劲，各国均抓紧制定和实施"国家健康促进"行动规划，健康管理及其相关产业称为重点关注领域与优先发展的方向。美国正实施第三个"健康人民"规划；欧盟国家正在实施第二个"欧盟成员国公共健康行动规划"；日本正在实施第三个"健康日本21"国家健康促进行动规划。它们都毫不例外地与医养健康联系在一起。健康管理于20世纪80年代首先在美国出现，随后健康管理行业在欧美风行，并逐渐形成一个独立的行业，现已发展成十分庞大的产业。健康管理20世纪90年代在我国兴起，在2000年以后快速发展。2013年，《国务院关于促进健康服务产业发展的若干意见》中提出加快发展健康服务业，同时这些年医养健康相关产业也得到迅猛发展。到2020年，健康管理与促进服务水平将得到更加明显提高。《"健康中国2030"规划纲要》已于2016年发布，其第十八章"发展健康服务新业态"提出：发展基于互联网的健康服务，鼓励发展健康体检、咨询等健康服务，促进个性化健康管理服务发展，培育一批有特色的健康管理服务产业；支持发展第三方医疗服务评价、健康管理服务评价，以及健康市场调查和咨询服务。①

一、概述

（一）健康管理的基本概念

目前，还没有一个关于健康管理的举世公认的定义。世界卫生组织（WHO）1948 年给健康下的定义是："健康是一种躯体、精神与社会和谐融合的完美状态，而不仅仅是没有疾病或身体虚弱。"② 具体来说，健康包括三个层次：第一，是躯体健康，指躯体的结构完好、功能正常，躯体与环境之间保持相对的平衡；第二，是心理健康，又称精神健康，指人的心理处于完好状态，包括正确认识自我、正确认识环境、及时适应环境；第三，是社会适应能力良好，指个人的能力在社会系统内得到充分的发挥，个体能够有效地扮演与其身份相适应的角色，个人的行为与社会规范一致，和谐融合③。1986 年的定义说"健康是每天生活的资源"，这大大丰富了健康的内涵，强调了健康的重要性，即健康是资源。资源是指"生产过程中所使用的投入"，其不仅包括自然资源，而且还包括人力、人才、智力（信息、知识）、健康等资源。既然是资源就需要管理，因为所有的资源都是有限的。通过有效管理，可以充分发挥资源的作用，使其发挥最大的功效④。

管理就是要通过计划、组织、指挥、协调和控制，达到资源配置和使用的最优化，目标是能在最合适的时间里把最合适的东西用在最合适的地方以发挥最合适的作用来达成目的。管理的最基本方法就是：收集被管理目标的信息，分析评估被管理目标的情况，最后根据分析去执行，即解决被管理目标中存在的问题⑤。

2007 年施行的《健康管理师（试行）——国家职业标准》认为健康管理是以现代健康概念为指导，运用医学、管理学等相关学科的理论、技术和方法，对个体或群体健康状况及影响健康的微型因素进行全面连续的检测、分析、评估以及健康咨询、指导和健康危险因素干预，实现以促进人人健康为目标的新型医学服务过程。健康管理是以人为中心，长期连续、周而复始、螺旋上升的

① 韩玫. 德国健康管理及其启示 [J]. 山东行政学院学报，2017（4）：93－97.
② 王少芬. 福建省人均养老保障需求预测模型构建与应用 [J]. 重庆科技学院学报（社会科学版），2010（5）：74－75，81.
③ 黄扬，雷震. 医保控费难离健康管理 [J]. 中国社会保障，2017（6）：32－33.
④ 郭清. 健康管理学概论 [M]. 北京：人民卫生出版社，2011：9－10.
⑤ 资燕. ZM 健康管理中心发展战略研究 [D]. 昆明：云南大学，2016.

全人群、全过程、全方位的健康服务①。

健康管理的宗旨是调动个体和群体及整个社会的积极性，有效地利用有限的资源来达到最大的健康效果。健康管理的具体做法就是为个体和群体（包括政府）提供有针对性的科学健康信息，并创造条件采取行动来改善健康。健康管理服务的特点就是标准化、量化、个体化和系统化。健康管理的具体服务内容和工作流程必须依据循证医学和循证公共卫生的标准和学术界已经公认的预防和控制指南及规范等来确定和实施。健康评估和干预的结果既要针对个体和群体的特征和健康需求，又要注重服务的可重复性和有效性，强调多平台合作提供服务②。

（二）健康管理的历史③

自从人类出现以后就一直对健康管理进行着理论与实践的探索，从开始使用火种到古代医学，再到近现代医学，人类一直在为生命的健康延续同各种疾病不断斗争。2000多年前的《黄帝内经·素问之四季调神大论》中已经孕育着"预防为主"的健康管理思想，"圣人不治已病治未病，不治已乱治未乱，此之谓也，夫病已成而后药之，乱已成而后治之，譬犹渴而穿井，斗而铸锥，不亦晚乎"，即可为证。中医养生十分重视饮食补益和锻炼健身防病，如《黄帝内经》指出："毒药攻邪，五谷为养，五果为助，五菜为充，气味合而服之，以补精益气"；医学家华佗又曰："动摇则骨气得消，血脉流通，病不得生，譬犹户枢，终不朽也"，其食疗与健身防病的养生法，在很大程度上与营养学和运动医学颇为相似。"上医治未病，中医治欲病，下医治已病"与健康风险评估及风险控制十分相像。

在西方古代的多种医学文献，如《罗马大百科全书》中也蕴涵着健康管理的思想。希波克拉底指出："能理解生命的人同样理解健康对人来说具有最高的价值。"《罗马大百科全书》记载："医学实践由三部分组成：通过生活方式治疗、通过药物治疗和通过手术治疗。生活方式治疗就是在营养、穿着和对身体的护理、进行锻炼和锻炼的时间长度、按摩和洗澡、睡眠、合理限度内的性生活方面提供健康方式的处方和建议。"

---

① 邵刚，徐爱军，肖月，等. 国外健康产业发展的研究进展［J］. 中国医药导报，2015，12（17）：147-150.

② 张阆，吴建国，卢建华，等. 国外健康管理对我国疾病管理的启示［J］. 江苏卫生事业管理，2011，22（3）：117-119.

③ 王峰. 养老产业中体育服务研究的文献分析［J］. 体育科技文献通报，2017，25（2）：7-10，12.

现代健康管理的出现则是在市场需求和人类知识不断积累的条件下逐步完善和发展起来的。健康管理完善的思维模式、实践及健康管理组织、相关支持政策及法案，最早出现在美国。1929 年美国洛杉矶水利局成立了最早的健康维护组织，也就是今天所说的健康管理组织。1973 年美国政府依据 1972 年的《社会保障法修正案》通过了《健康维护法案》，鼓励社会各界力量积极参与健康维护工作，其间不乏积极的市场运作，如健康管理与健康保险的结合，就推动了健康管理产业的发展、医养健康与健康管理协同发展等。到 1997 年时，美国已有 7700 万的人在大约 650 个健康管理组织中享受健康服务，美国医疗的重点是通过管理健康进行健康维护。

（三）医养健康中健康管理的基本步骤①

健康管理是一种具有前瞻性的卫生服务模式，它以较少的投入获得较大的健康效果，从而增加了医疗服务的效益，提高了医保的覆盖面和承受力，这些都跟医养健康所要做的内容极其相似，甚至是一种升华的体现。一般来说，现代医学角度的健康管理有以下三个基本步骤。

第一步是采集个人健康信息。只有了解个人的健康状况才能有效地维护个人的健康。因此，具体地说，第一步是收集服务对象的个人健康信息。个人健康信息包括个人一般情况（性别、年龄等）、目前健康状况和疾病家族史、生活方式（膳食、体力活动、吸烟、饮酒等）、体格检查（身高、体重、血压等）和血、尿实验室检查（血脂、血糖等）。

第二步是进行健康及疾病风险性评估，即根据所收集的个人健康信息，对个人的健康状况及未来患病或死亡的危险性用数学模型进行量化评估。其主要目的是帮助个体综合认识健康风险，鼓励和帮助人们纠正不健康的行为和习惯，制定个性化的健康干预措施并对其效果进行评估。健康风险评估是一个广义的概念，它包括简单的个体健康风险分级方法和复杂的群体健康风险评估模型。在健康管理学科的发展过程中，涌现出了很多种健康风险评估的方法。传统的健康风险评估一般以死亡为结果，多用来估计死亡概率或死亡率。近年来，随着循证医学、流行病学和生物统计学的发展，大量数据的积累使得更精确的健康风险评估成为可能。健康风险评估技术的研究主要转向发病或患病可能性的计算方法上。传统的健康风险评价方法已逐步被以疾病为基础的患病风险评估所取代，因为患病风险比死亡风险更能帮个人理解危险因素的作用，有助于有

---

① 陈悦，陈超美，刘则渊，等. CiteSpace 知识图谱的方法论功能［J］. 科学研究，2015，33（2）：242－252.

效地实施控制措施。

第三步是进行健康干预。在前两部分的基础上，以多种形式来帮助个人采取行动，纠正不良的生活方式和习惯，控制健康危险因素，实现个人健康管理计划的目标。与一般健康教育和健康促进不同的是，健康管理过程中的健康干预是个性化的，即根据个体的健康危险因素，由健康管理师进行个体指导，设定个体目标，并动态追踪效果。如糖尿病管理等，通过个人健康管理登记、参加专项健康维护课程及跟踪随访措施来达到改善健康效果。

健康管理的这三个步骤可以通过互联网的服务平台及相应的用户端计算机系统来帮助实施。应该强调的是，健康管理是一个长期的、连续不断的、周而复始的过程，即在实施健康干预措施一定时间后，需要评价效果、调整计划和干预措施。只有周而复始，长期坚持，才能达到健康管理的预期效果。

（四）医养健康中我国健康管理的发展前景

在发达国家，健康管理深受人们的欢迎，因为它能够给国家带来生机和活力，能给人民带来幸福和快乐。而在我国也不例外，因此，健康管理在我国前途广阔，前景十分光明。

1. 从健康管理自身性质看，它是一项利国利民的事业

（1）它是一项利国的事业①。首先，健康管理能促进人民健康。人民健康是国家强大的社会资源，是最宝贵的生产力，是推动社会发展的最重要力量。社会生产力是推动历史前进的根本动力，人是生产力中最具能动性的因素，而健康则是人发挥作用的重要基础和条件。其次，健康管理能够提高国家经济实力和竞争力。国家经济的发展有赖于各个具体企业的发展和活力。社会全体职工的健康将直接影响国家经济的发展速度和活力。而健康管理能够促进劳动者的健康，使其能够以充沛精力投入工作，从而大大地推动国家经济发展，提高国家经济实力和竞争力。再次，它能提高社会文明程度、综合实力和国家总体形象。健康管理旨在促进全民健康。这一工作的深入开展必将推动我国医学科学、社会科学以及人类学等科学的发展，必将大大推动全民的健康水平的提高，国家的公共卫生管理将改观，人民的精神面貌将焕然一新。整个社会的文明程度将会登上一个新的台阶，进而提高国家综合实力和总体形象。

---

① 李文杰. 我国老年人长期照护研究热点与趋势——基于 Citespace 的可视化分析 [J]. 武汉理工大学学报（社会科学版），2017, 30（2）: 81-87.

（2）它是一项利民的事业①。健康管理贯彻"预防为主、防治结合"的方针，采用多学科知识与高科技手段结合的综合防治措施，采用现代医学模式，既科学又省时、省力、省钱，最终培养科学生活方式，维护和促进全国公民的身心健康。这对于刚刚奔小康的中国人而言，不失为一种既经济便利又安全实惠的健康措施。最终可使人们能始终以强健的体魄、良好的心态和充沛的精力投入到生活和工作中，使每个人的潜能得以挖掘，创造力得以发挥，才华得以施展。

2. 从未来的需求看，其市场十分广泛

我国人口基数大，又进入人口老龄化时代，健康管理涵盖全面，是全人群、全周期的身心管理。学校的健康教育仍没有真正开展，人民群众的健康素养偏低，这些都导致了各种各样的健康问题，如儿童近视、龋齿、肥胖的问题越来越多，其呼吸道疾病、消化道疾病的发生也没有明显下降；女性的乳腺癌、宫颈癌在持续升高，其甲状腺疾病、多囊卵巢综合征也更为常见；老年人的骨质疏松、骨关节疾病、老年痴呆随处可见；整个人群中的高血压、糖尿病、冠心病、高血脂的发生非常惊人，目前资料显示，我国高血压病人已逾 3.3 亿，糖尿病病人已逾 1 亿。大量疾病的发生，急需把疾病的治疗转向疾病管理（健康管理的一项内容），从而防止并发症、继发症的出现，减少社会经济支出，减轻各个方面的负担。目前医保的严格控费已经说明了疾病带来的负担增加的严峻性。国家已经出台相关政策，依托社区卫生服务中心为居民开展高血压、糖尿病、结核病、眼病等的健康管理，尽管定位于低水平、广覆盖，但已经迈出了坚实的一步。同时，人民生活水平进一步提高，健康意识也有所增强，有一定的经济实力和一定的意愿主动开展或享受保健服务，出现了不少的中医爱好者学习推拿、艾灸等中医保健技能，很多人报名参加健康管理师、营养师的培训，部分居民有较强意愿想拥有高水平的家庭医生服务团队，这些都说明了开展健康管理已经具备了良好的社会基础，社会开始产生对健康管理的大量需求②。

综上所述，健康管理是一项利国利民的事业，是一项得民心、顺民意，福在当代、功在千秋的事业。它具有十分广泛的市场需求，尽管这些需求目前还处于潜在状态，但它转为现实需求将指日可待。应该相信，不久的将来我国将

---

① 彭希羡，孙霄凌，朱庆华. 国内社交网络服务研究的文献计量分析 [J]. 情报科学，2012（3）：414-418.

② 李文杰. 我国老年人长期照护研究热点与趋势——基于 Citespace 的可视化分析 [J]. 武汉理工大学学报（社科学版），2017，30（2）：81-87.

会出现一个爆炸性的健康管理旺盛需求期。

二、医养健康中健康管理发展现状及问题

(一) 健康管理的相关政策

根据调查发现在健康管理方面的政策全国大多数地区都是转发国家总方针政策或在国家政策上进行部分修改为主，更多是以基层社区卫生服务中的老年人慢性病管理为主，尚未出台或出台较少针对性较强的社会机构开展健康管理服务的政策。下面以福建省为例进行说明：

2011 年 12 月，原福建省卫生厅为进一步贯彻落实《福建省慢性病一体化防治管理工作方案（试行)》，提升基层医疗机构慢性非传染性疾病健康管理能力，在福州举办了全省基层医疗卫生机构慢性非传染性疾病健康管理技术骨干培训班。来自全省各设区市的 150 余名基层医疗卫生机构慢性病健康管理工作技术骨干参加了培训①。

2013 年 09 月 13 日，原福建省卫生与计划生育委员会转发了国家卫生与计划生育委员会、国家中医药管理局《关于印发中医药健康管理服务规范的通知》，明确规定中医药健康管理的服务对象为辖区内 65 岁及以上常住居民和 0 - 36 个月儿童，每次服务的记录信息将纳入居民健康档案管理。老人和幼儿在基层医疗卫生机构就能获得免费的中医药保健指导。该规范包括服务对象、服务内容、服务流程、服务要求、考核指标、附件等六部分。如每次服务后要及时、完整记录相关信息，纳入老年人或儿童健康档案。提供基本公共卫生服务给基层医疗卫生机构——乡镇卫生院（村卫生室）和社区卫生服务中心（站）。并举办国家基本公共卫生服务中医药服务项目师资培训班，对全省市、县（市、区）级的项目管理人员和师资人员进行培训。同时要求，各地、各单位要充分认识国家将中医药服务纳入公共卫生服务项目的重要性，充分发挥中医药在基本公共卫生服务中的优势和作用，积极推进中医药健康管理服务，确保目标人群覆盖率达到 30% 以上②。

2014 年 11 月 14 日，原福建省卫生与计划委员会根据《国家卫生计生委关于印发全民健康素养促进行动规划（2014—2020 年）的通知》（国卫宣传发

---

① 刘静. 健康管理本科专业建设相关问题探讨 [J]. 中华医学教育杂志, 2013, 33 (4): 530 - 532.

② 郑月, 许耀文, 李小溪, 等. 我国健康管理学科的发展 [J]. 分子影像学杂志, 2013 (1): 26 - 27.

［2014］15 号），研究制定了《福建省全民健康素养促进行动规划（2014—2020
年)》①。

2014 年，福建省人民政府为贯彻落实《国务院关于促进健康服务业发展的
若干意见》，加快发展健康服务业，打造一批具有较高知名度的健康服务品牌，
做强做大一批业内领先的健康服务企业和健康服务产业集群，为经济社会转型
发展注入新的活力，制定了《关于促进健康服务业发展的实施意见》（闽政
［2014］38 号），明确了健康养老服务、医疗和康复护理服务、中医药医疗保健
服务、健康养老服务、健康保险服务、健康旅游和文化服务、体育健身服务、
健康体检咨询服务、第三方健康服务为主要任务，支持发展第三方的医疗服务
评价、健康管理服务评价，以及健康市场调查和咨询服务②。

以福建省福州市鼓楼区为例，其在创建全国健康促进区工作中，成立了由
多部门参与的健康专家审查小组，建立健康专家对全区实施重大民生政策的审
查制度，将健康融入所有政策，完善医养结合的社区养老服务，提高全民健康
水平。建成了包括福建省体育馆在内的体育场馆 547 处（免费开放 64 家），设
置全民健身晨晚练体育站点 201 个，全民健身路径 321 条，实现人均共享体育场
地面积 2 平方米以上，在 10 余处市民健身休闲基地，设立"福建首创全国典
型"的集休闲娱乐于一体的"激情广场"，全区经常参加体育锻炼的人口达 23
万人，约占总人口的 40%。率先在全市开展校园"阳光教育"健康行动，打造
"15 分钟文体健身活动圈"。该区大力推广医养结合、健康促进的社区养老服
务，已建成东街、南街鼓东、五凤等街道社区居家养老服务照料中心，与辖区
医疗机构协作建设"嵌入式"社区养老服务设施，不断提高老年人的生命质量。
2017 年 10 月，该区获评"全国健康促进区"称号。据统计，2017 年，鼓楼区
居民健康素养水平达 31.58%，高于全省平均水平 19.58 个百分点；成人吸烟率
明显下降，辖区居民成人吸烟率为 10.73%，比全省平均居民成人吸烟率低
13.97%。未来，鼓楼区将不断扩大居民健康管理服务，实现辖区内居民的"全
周期"健康管理。

另外，福建省长汀县新桥卫生院的医养服务中心实现了医、养、护、托一
体化综合健康管理。以此为典型，示范带动全县发展以医养结合为重点的健康

---

① 于淑英，吕楠，赵雪卿. 我国健康管理概况与展望［J］. 人民军医，2013，56（11）：
　　1338 - 1340.
② 刘艳飞，王振. 美国健康管理服务业发展模式及启示［J］. 亚太经济，2016（3）：
　　75 - 81.

养老产业。

（二）健康管理人才现状及问题

同样以福建省为例，2017 年，原福建省卫生与计划委员会加大了对全科医生的培训力度，一年一共录取了学员 323 名，福建省 225 个社区卫生服务中与 880 个乡镇卫生院共组建了家庭医生签约团队 7072 个，签约的居民一共 1 216.47 万人，签约率为 31.4%。福建省人民政府计划在 2016—2020 年期间，争取每年培训 600 名左右优秀的全科医生，到 2020 年完成培训 1.2 万名住院医师和全科医生的目标，使福建省平均每万常住人口中有 2 名以上的全科医生。福建医科大学在临床医学专业已经开设《全科医学概论》《社会医学》《医患沟通》课程多年，已准备在 2018 年秋季为临床医学专业学生开设 18 学时的《健康教育学》。福建医科大学成人教育学院是福建省培养全科医生转岗培训及规范化培训的理论培训基地①。

福建生物工程职业技术学院每年招收健康管理专业学生 40 余人，老年保健与管理专业 50 余人；漳州卫生职业学院每年招收健康管理专业 46 人左右，两个学校健康管理专业今年毕业第一届学生，厦门医学院 2016 年招收了健康管理专业 31 人，2017 年招收了 71 人，此三个学校的健康管理专业皆为大专。

社会培训机构这几年陆续为社会进行了健康管理师的培训，截至 2018 年 4 月 12 日，厦门市 39 家社区卫生服务中心中 754 人持有国家健康管理师证。这些健康管理师作为全科医生的助手，为市民提供管理健康的服务。

但作为健康管理专业学习人员，在学业完成后由于缺少对自身发展有一个准确的定位，对就业方向比较模糊，导致很难发展从一个学习人员转变为相关人才。

（三）健康管理教育现状及问题

以福建省为例，健康管理学科教育主要分为三个方面，全科医生的规范化培训与转岗培训，高职院校的健康管理专业的教育，社会培训机构开展的健康管理师培训，详细情况如下：

1. 全科医生的规范化培训与转岗培训

全科医生规范化培训方案要求：全科医生首先要热爱基层医疗卫生服务事业及具有全科医生职业荣誉感，之后要学习全科医学、临床医学、中医学、社区卫生服务等知识并进行相关技能的培训，培养其全科诊断、健康信息采

---

① 张晓燕，唐世琪，梁倩君. 美国健康管理模式对我国健康管理的启示 [J]. 中华健康管理学杂志，2010，4（5）：315-317.

集、健康评估、健康干预、个性化健康管理服务等全科医学技能，同时也要掌握与患者进行沟通的技巧。全科医生在具体的工作当中，通过简单的体格检查及辅助检查对人群的健康信息进行采集，例如一些常见疾病、慢性病的诊疗和急救治疗，同时通过全科医学诊断对人群的健康状态进行评估，判断其是否处于疾病状态。但全科医生的规范化培训或转岗培训对心理诊断、健康危险因素干预、健康指导及健康教育很少涉及，缺乏针对人群的健康教育以及健康行为指导的能力，同时培训中以病人为中心的服务意识、以家庭为单位的全过程全方位的全科理念并没有较好地得以贯穿执行，影响了全科医生质量的提高。

全科医生规范化培训及转岗培训都要在国家、省级卫生行政部门认定的理论培训基地、相关临床科室轮转培训基地和基层实践基地进行培训，相关的师资要具有国家卫生健康委员会或省卫生健康委员会指定的培训机构颁发的培训合格证书。全科医生规范化培训及转岗培训理论培训的师资一般由医学高等院校的老师担任教学工作，主要侧重教授临床医学知识、全科医学概论、社区卫生服务及公共卫生等相关课程的知识。目前我国全科医生培训中大多缺少社会学、心理学、法律甚至宗教等知识的相关培训内容，不利于全科医生基层卫生服务能力的提升。相当一部分卫生管理人员和全科医生本人对全科医学理论和全科医疗概念认识不清，认为全科医疗就是内、外、妇、儿各科知识的简单相加。由医院的医生及社区医生对全科医生进行临床培训及基层实践培训，临床培训侧重内科临床操作的培训，存在师资数量不足且质量参差不齐的问题。全科医生转岗培训规定的时间为 1~2 年，而规范化培训为 3 年，但在具体的培训过程中，培训时间往往达不到 1 年，本身培训时间比规范化培训时间短，因而更无法使培训对象系统掌握相关知识和全科诊疗技能。培训基地建设与管理不够健全，大多数实践基地没有准确地理解全科医学的理念，按照固定的模式来安排实习，而忽略了全科医生培训的实质。同时，全科医生培养带教管理制度缺失，与之相衔接的管理队伍建设滞后，缺乏对培训规定和要求的严格执行（如图 3-2、图 3-3）。

2. 高职院校的健康管理专业教育

2012 年，杭州师范大学招收第一届公共事业管理专业（健康管理方向）的本科生，主要学习临床与预防医学概论、健康管理概论、中西医知识、管理学知识及健康管理产业知识，但也没有把健康管理专业作为一门独立的学科来开设相关课程。如福建省还没有形成相对完善的健康管理学科知识体系，漳州卫生职业学院、福建生物工程职业技术学院、厦门医学院开设了健康管理专业，

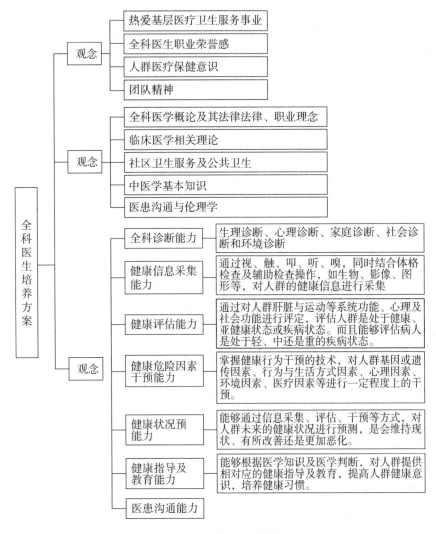

图 3－2 全科医生培养方案

皆为三年制专科。福建医科大学 2017 年将《健康管理学》作为康复治疗学、社会工作两大专业的指定选修课之一，并于 2018 年下半年在公共事业管理专业中开设《健康风险评估》课程，2019 年又开设了《健康管理》课程，同时与福建福能健康管理中心就健康管理的实习与见习工作签订了协议。三明医学科技职业学院也开设了与健康管理相关的老年服务与管理专业，面向高中及中职进行招生。福建中医药大学、福建卫生职业技术学院、泉州医学高等专科学校也准备开设健康管理专业。表 3－15 是福建省三所学校健康管理专业培养方案的对比情况。

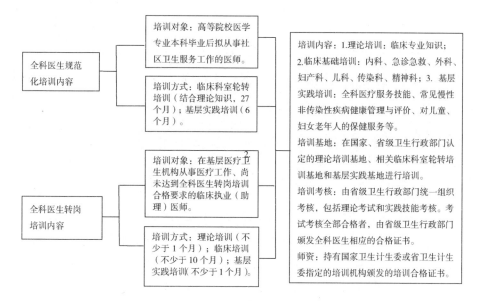

图3-3 全科医生规范化培训及转岗培训的内容

表3-15 福建省三所学校已创办健康管理专业培养方案的对比

	福建卫生职业技术学院	福建漳州卫生职业学院	福建厦门医学院
招生对象	高中毕业及同等学历者	普通全日制高中毕业、营养与保健中职生	高中毕业生
职业基础课程模块	药理学（30学时）、中医学（79学时）、诊断学（51学时）、预防医学（68学时）	药理学（48学时）、中医学（72学时）、诊断学（64学时）、预防医学（24学时）	临床疾病概要、中医养生概论、康复医学概论
专业技能模块	中医养生学（60学时）、康复医学（68学时）、健康管理学（60学时）	中医养生学（72学时）、康复医学（64学时）、健康管理学（64学时）	健康管理学、人群保健学、心理咨询与治疗、运动干预
实践课程模块	健康管理技术与实训（16学时）、技能综合训练与岗前培训（16学时）	校内专业技能综合实训1周	健康管理技能训练、医学信息处理技术培训、社区卫生诊断技术培训

续表

	福建卫生职业技术学院	福建漳州卫生职业学院	福建厦门医学院
毕业实习	体检中心 20 周，健康管理公司 20 周	内科、康复科 4 周，外科、妇产科、儿科、病案室 1 周，健康体检中心 14 周，统计室 2 周，疾控中心 8 周，社区卫生服务中心 4 周	健康管理公司、体检中心
职业岗位	在各级各类体检中心、健康管理机构、保险机构、社区卫生服务中心、疗养院、养生会所从事健康管理工作岗位		

　　此三所学校皆以《临床医学概论》《预防医学》《健康管理学》《诊断学》等为核心课程，但对于一些健康管理技能及观念方面的学科，如《健康信息管理》《健康评估技术》《管理心理学》《医学伦理学》则没有成为健康管理专业的核心课程，《临床医学操作》《生理学》《病理诊断学》《解剖学》等课程不够重视，学时少，医院、社区卫生服务中心、体检中心等主要医疗卫生机构没有专门针对性的岗位可供健康管理专业的学生进行实习，因此，很难在实习过程中将在校学习的理论知识和实际工作结合起来。目前健康管理专业培养出来的学生，具有健康管理专科学历证书，但必须参加社会培训机构开展的健康管理师培训，通过考核后才能拿到健康管理师职业资格证，而目前培训费用要五千多元，费用高，加重了这些毕业生的经济负担，同时，培训的很多内容和在校设置的课程重复，操作技能的培训比较浅显，甚至不如在校期间的技能培训。重复的学习导致时间、金钱的浪费，而这些毕业生在就业机构工作又因必须拿到健康管理师的职业资格认证而付出这些时间、金钱，实在是矛盾的事情。尽管在培养方案里设想健康管理专业毕业生可以去健康管理机构、体检中心、社区卫生服务中心工作，但目前这些机构并没有专门的对应岗位提供给他们。从实际来看，该专业毕业生是没有法定资格也没有能力进行疾病状态的诊断和评估的，因而也无法由他们来制定个体化的健康干预方案，这些工作只能由全科医生来做；同时该专业毕业生学习的一些针灸、推拿、拔罐、刮痧、康复等一些技能不见得比中医专业、针推专业的毕业生强，他们的这些技能的服务在社区卫生服务中心等机构已经由中医师、推拿技师、康复医师等提供，所以他们没有专门的特殊技能或本领；至于一般人群的健康教育、家庭签约的病人的随访、病人相关信息录入与建立健康档案，由公共卫生医师、社区护士及其他工作人员来完成是没有什么问题的，并没有必要再招收所谓的健康管理专业的人

员来做，这些都反映了健康管理专业定位不明确的问题。

3. 社会培训机构开展的健康管理师培训

健康管理师这一职业资格的培训与认证主要由社会培训机构来完成，他们的健康管理师培训方案与健康管理师具体的培训内容如图3-4和图3-5。

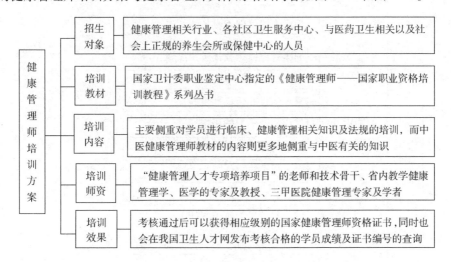

健康管理师培训方案	招生对象	健康管理相关行业、各社区卫生服务中心、与医药卫生相关以及社会上正规的养生会所或保健中心的人员
培训教材	国家卫计委职业鉴定中心指定的《健康管理师——国家职业资格培训教程》系列丛书
培训内容	主要侧重对学员进行临床、健康管理相关知识及法规的培训，而中医健康管理师教材的内容则更多地侧重与中医有关的知识
培训师资	"健康管理人才专项培养项目"的老师和技术骨干、省内教学健康管理学、医学的专家及教授、三甲医院健康管理专家及学者
培训效果	考核通过后可以获得相应级别的国家健康管理师资格证书，同时也会在我国卫生人才网发布考核合格的学员成绩及证书编号的查询

图3-4　社会机构健康管理师培训方案

培训机构培训健康管理师的招生对象主要是从事健康管理行业的人员，采用国家卫生健康委员会职业鉴定中心统一制定的教材，主要侧重对学员进行临床、健康管理相关知识及法规的培训，培训师资一般要求是国家"健康管理人才专项培养项目"的老师、技术骨干，医学专家及教授，健康管理相关的专家、教授及学者等。2018年，新的培训与资格认证的要求出现，培训费用高涨，使得很多人不愿意参加培训，机构招生现状不容乐观。到目前为止，已知的一些健康管理师培训机构都还没有招到足够的学员，今年第一期的培训都开展不起来。在以往的培训过程中，只是请一些相关医学课程的教师与临床医生授课，很难找到所谓的"健康管理人才专项培养项目"的老师与在此方面有丰富实践经验的专家学者，培训方案提出的师资要求标准太高，不符合社会实际情况而流于形式。培养内容要求：优秀的健康管理师应热爱健康管理服务事业，有职业荣誉感，乐于为病人提供健康管理服务，需要掌握健康管理概论及其法律法规、临床与预防医学、健康教育学、健康信息学、中医学、心理学等知识，具备健康诊断、健康监测、健康指导、健康评估与分析、健康危险因素干预等能力，具备管理能力及与患者沟通的能力，提出的培养要求很高。所有课程总共安排72学时，有机构安排理论培训40学时，技能培训32学时。如此多的课程，

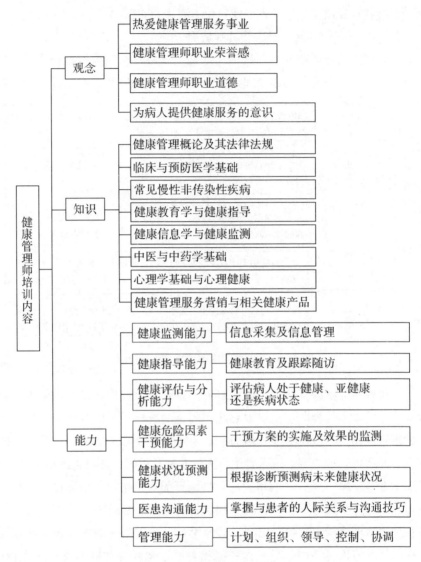

图 3-5　健康管理师培训内容

平均算下来的话,每方面内容有限,只能叫浅尝辄止。这么短的时间内,很难较好培养学员的计划、组织、协调、领导等管理能力;没有深厚的医学知识积累,也很难培养学员的生物学诊断、心理诊断、家庭诊断、社会诊断的能力,健康状况预测以及健康危险因素干预的能力也只能有所涉及而已。以往培养出来的学员大多对人群进行简单的健康教育及跟踪随访,如协助全科医生制定健康管理方案及进行患者医疗信息收集、对患者进行诊疗预约安排、对出院后的患者进行追踪、回访等,还无法开展健康评估、健康风险评价、健康预测、健康干预等核心的健康管理服务。

（四）各类型健康管理现状及问题

1. 医院健康管理

随着我国医疗改革及市场需求，很多综合医院开始整合原来的体检部门、慢性病管理部门，调配医疗资源、人力资源等，成立了健康管理中心。目前，我国医院的健康管理有两种，一种是以健康检测、健康评估、健康干预、健康促进为核心的西医健康管理模式，另一种是以我国中医"治未病"为核心的中医"治未病"模式。

（1）西医医院健康管理。

国内很多综合性医院开展健康管理服务，例如：中山大学湘雅医院、福建医科大学附属第一医院等，而且开始渐渐形成了以健康体检—评估—干预—跟踪为核心的健康管理服务模式。西医医院的健康管理中心一般是由体检中心转变而来的，由体检向后延伸其他健康管理服务的内容。

①服务团队：各专科医生；医技人员；护士。

②服务内容：

健康体检主要是根据个人的生活方式制定特定的体检项目。健康风险评估主要是对生理、心理、社会、危险因素等方面进行评估。健康干预主要是根据评估的不同结果进行危险因素干预、提供健康咨询、制定个性化健康管理计划及健康教育等。跟踪随访主要是定期的收集更新个人健康信息、观察其健康状况。如图3-6所示。

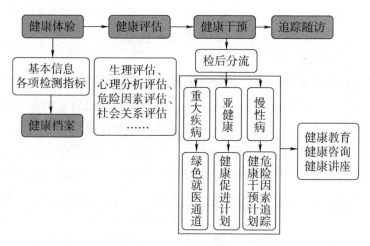

图3-6 西医健康管理

（2）中医医院健康管理。

目前不少中医医院开展"治未病"中心，例如福建省第三人民医院、福建省第二人民医院等，国家中医药管理局也印发了《中医医院"治未病"科建设与管理指南（试行）》。由于中医"治未病"本身的渊源及其与西医的三级预防相比具有更加前瞻性的干预与预防，所以颇受欢迎。

①服务团队：中医医生、中西医结合医生、医技人员、护士。

②服务内容：

中医"治未病"包含了三个内容：未病先防、既病防变和瘥后防复。"未病先防"：指在健康人群及亚健康人群还没有发生疾病的状态下，针对各种危险因素采取针对性的养生保健措施。为的是增强体质改变亚健康状态，防止病邪侵袭，预防疾病的产生。具体措施有：实施健康文化教育、建立健康档案、进行养生保健、状态辨识。"既病防变"：指在疾病已经发生后采取措施，进行诊断、治疗，防止病情恶化和转变，促进疾病康复。具体措施：个性化干预（治疗）、效果评价。"瘥后防复"：在疾病初愈，患者应该需要提前进行巩固性、预防性的治疗，防止疾病再次复发。具体措施：跟踪随访、康复保健、养老保险、健康文化（教育）。

"治未病"中心一般对个人进行西医体检与中医健康状态评估，根据个人体质以及评估结果，制定个性化的养生调养及药物干预、中医特色服务技术方案。在干预方面突出了中医的特色，在饮食干预上主要是饮食指导、食疗药膳等方式进行，在运动干预上通过八段锦等养生操进行适当运动，在心理上进行情志干预达到精神内守、情志条达。同时还有进行一些中医传统非药物干预如针刺、艾灸、推拿按摩等。除了一般项目外中医健康管理流程如图3-7。

（3）现状及问题。

目前，医院开展健康管理并没有发挥其在预防方面更大的作用。大部分医院的健康管理中心忙于应付日常的体检无暇顾及健康管理的其他内容。一般是在体检后分流，对检出疾病的患者通过绿色就医通道进行治疗，而对健康人群体检完后其余的健康管理服务没有实施。就参观调研的福建医科大学附属第一医院来说，在体检后，对于健康者只是给出体检结果，由护士或者医生进行简短的健康指导而不提供其他的服务；若有出现慢性病或其他异常则转到相应科室进一步治疗。也就是说当前大部分医院基本是"体检＋治疗"的模式，对健康管理的其他环节如健康教育、跟踪随访等环节的实施比较薄弱，导致健康管理服务不到位，起不到预防的作用。另外，在参观的医院里都没实施心理方面的评估及干预。在社会—心理—生理医学模式下，健康风

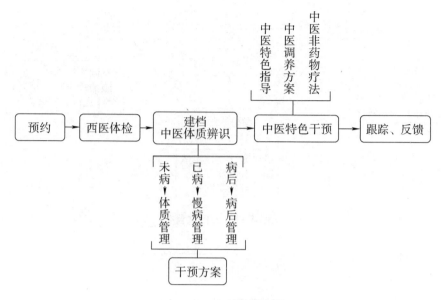

图 3 - 7 治未病流程图

险评估应该是生理、心理、家庭、社会全方位的评估，而不只是生理上的评估，大多数医疗机构缺少心理、家庭、社会方面的评估，这样的健康管理是不完整的。

2. 社区健康管理

我国的社区卫生服务机构以家庭医生签约服务居民提供综合、连续的健康服务，重点为老人、妇幼、残疾人等人群，全科团队是社区健康管理服务的主要提供者。国家将重点人群的健康管理及中医药健康管理纳入基本卫生服务项目，出台了重点人群的健康管理技术规范。目前，福建的社区卫生机构实施健康管理服务的现状参差不齐，经济发展好的地区开始探索新型家庭医生签约的服务模式，旨在为人群提供更好的健康管理服务。例如，厦门市探索出的"三师共管"模式（如图 3 - 8 所示）由专科医师、全科医生、健康管理师共同管理，慢性病得到很好的控制。但是"三师共管"在补偿机制上有待完善，服务对象有待推广到健康人群等（如图 3 - 9 所示）。

（1）服务团队：

主要由全科医师团队实施，包括全科医生、公卫医师、护士、专科医生。

（2）服务内容：

主要提供基本医疗服务、慢性病管理、健康体检、健康档案管理、个人及人群的危险因素干预、康复服务、健康教育、健康咨询、跟踪随访等。

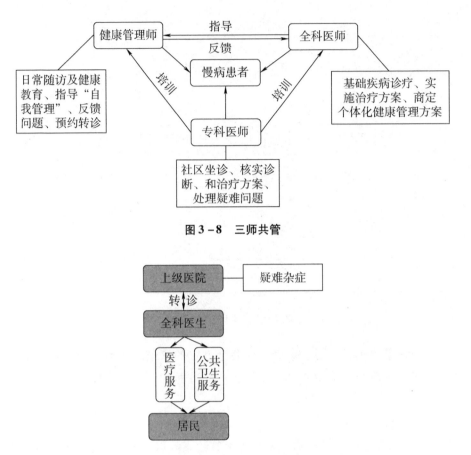

图 3-8 三师共管

图 3-9 社区健康管理服务

（3）现状及问题：

调查的社区卫生服务中心有 6 支家庭医师团队，由 7 个进修过全科医师规范化培训的医生、2 个公卫医生、若干护士组成，为社区 33470 人提供服务，因此，服务能力达到国家规定。该社区中心健康档案覆盖率比较高（为 75%），通过每年一次公共卫生服务对社区的居民进行档案更新，其余的则是在居民来门诊时进行更新。这对于个别经常去社区就诊的人可以做到持续地更新档案。而对于其他喜欢去大医院的居民，其档案的更新只能是一年一更新，所以档案的更新差别很大。而且居民如果并非通过转诊去大医院，在大医院就诊时就要重复进行体检造成医疗资源浪费，所以健康信息共享机制需要完善。健康干预手段上，社区只有健康教育和预防接种两种干预手段，没有其他的精力与能力去开展其他的干预活动。在中医药健康管理上，社区有开展"中医馆"，但只是将中医资源整合起来，主要为居民提供中医诊疗与中医特色康复，虽具备进行中医"治未病"的潜力，但目前做不到真正"治未病"。

3. 商业健康管理

自非典之后，我国出现了大量的体检机构，在先进的信息技术支持下以及巨大的健康需求驱动下，商业健康管理公司在短短的几年之内得到迅速发展。在 2013 年健康管理行业规模已接近 900 亿元，至今行业规模已突破千亿。国内包括福建在内的大多数健康管理公司的服务模式是在体检基础上而后延伸出其他的服务内容。随着信息技术及健康管理学科的发展，不少公司加入了互联网＋健康管理、私人医生、家庭诊所等多种服务模式。健康管理公司的经营方式上，有的是独立经营属于自己的体检机构，有的则作为第三方健康服务平台与医院合作结盟共同提供健康管理服务。这些公司既为消费者提供体检与指导，也建立绿色通道把患者转送到大医院专家处治疗。其大致的服务模式如图 3－10。

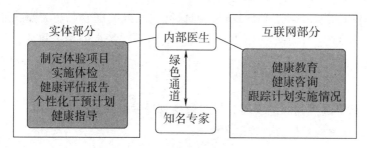

图 3－10　商业健康管理服务模式

（1）服务团队：

健康管理公司的团队组成五花八门、各有不同。一般会聘用会护士、全科医生、健康管理师、专科医生、营养师等。

（2）服务内容：

个性化体检服务、健康档案、健康评估与改善指导、就医绿色通道、专家咨询、服务跟踪与干预等服务。

（3）现状及问题：

商业保险公司开展健康险的不多，健康险基本上无法带来利润，保险公司开展健康险只是为了吸引消费者。所以在我国的市场上，商业健康管理基本上由健康管理公司提供。健康管理公司提供的健康管理服务态度好且服务内容丰富、质量高。但是健康管理公司的服务价格昂贵，会员费超过一万。而且健康管理公司开展大量的体检业务（只体检并不进行健康管理），公司大部分收入也是靠体检的业务。就福建省福能集团的健康管理中心而言，其业务的大部分收入来自企业单位团体体检及高端个人体检。而健康讲座、健康咨询等其他健康管理环节只是被公司当成体检的附属品用来吸引顾客。

健康管理公司与保险公司合作少。运用百度搜索引擎，以健康管理公司为搜索词，随机挑选 100 家健康管理公司，经过筛选，去掉 38 个经营保健品或美容等业务并非真正意义的健康管理公司，占调查总体 38%，可见市场没有统一的规范造成一些机构打着"健康管理"的幌子挂羊头卖狗肉。剩下的 62 个公司中有 33 个公司（占 53%）提供单独体检业务，这从侧面反映大部分的健康管理公司依靠体检业务。62 家健康管理公司中与保险挂钩的仅有 6 家（9%），说明我国健康管理公司与保险公司合作程度低，保险机构发挥不了节约医疗费用的作用。

（五）其他相关健康管理产业

尽管健康管理作为社会上的一个独立行业还没有完全形成，但与之相关的产业发展方兴未艾。诸多保健用品也被厂家推出，用户在不断扩大，如按摩床、经络按摩仪、智能手环、理疗仪等，而保健食品或功能食品更是层出不穷，保健的按摩推拿店星罗棋布，也出现了提供上门家庭护理的护工机构，他们都被社会资本青睐。

三、基于医养健康的发展，针对健康管理发展的建议

（一）探索构建健康管理服务体系

探索构建能够覆盖我国全体人群、满足不同层次需求的健康管理服务体系。社区卫生服务机构是我国医疗体系的基础，能够为人群提供连续、综合的健康管理服务，可及性高。我国可以发展社区卫生服务机构提供低水平、广覆盖的健康管理服务。而医院和健康管理公司各类资源充足，可以提供高水平、精细化的健康管理服务。然而医院的管理机制有严格的限定，商品及价格制定不灵活，因此，医院可以与社区卫生机构以及健康管理公司合作，提供更高水平的体检和医疗服务。社区卫生服务机构与健康管理公司更专注于健康管理其他环节①。

保险机构介入在资金方面形成相互监督又相互促进的利益机制②。社会医疗保险机构以按人头付费的支付方式向为社区卫生服务的机构支付服务费用，由社区卫生服务机构提供健康管理服务。这样在政府和医保机构的双重资金驱动下，社区卫生服务机构不仅具有相应能力，也有动力主动提供健康管理服务。商业健康保险对产品的设计比较灵活，没有社会医疗保险那么多束缚，可以与

① BUSE R. Disease management programs in Germany's statutory health insurance system [J]. Health Affairs, 2004, 23 (3)：56.

② 周建再，代宝珍. 德国慢性病管理现状 [J]. 中国社会保障，2016 (12)：74 – 77.

健康管理公司合作，提供高水平、精细化的健康管理。在控制成本以及提高利益的动力下，保险机构会制定一系列措施规范并限制健康管理公司的服务行为，使其提供高质量服务又不会诱导需求①，如图 3 - 11 所示。

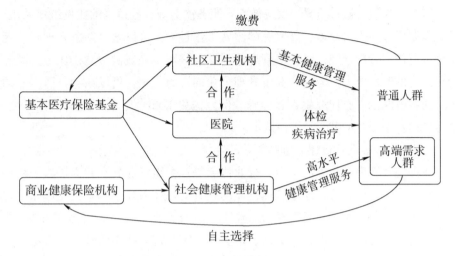

图 3 - 11　健康管理体系

（二）探索医保介入健康管理服务

我国居民每年都会缴纳固定的医保费用，但医保费用的利用程度并不高。因此，可以考虑从社会医保中抽取一定比例的资金为居民购买健康管理服务，服务提供机构可以是社区卫生服务机构、健康管理公司等②。将已经纳入医保报销范围的部分项目与健康风险评估、个人健康计划等相关项目打包成完整的健康管理基础套餐，作为预防项目纳入社会医疗保险③。服务套餐包含健康管理服务的基本内容，能保证居民的基本健康管理，若要进行套餐以外的服务，例如，针灸、推拿、拔罐等保健服务，则需要居民按一定比例自付费用④。同时鼓励商业健康保险的发展，做出相关政策倾斜，使商业健康保险有足够的发展空间，为有高端服务需求的人群提供更高水平的健康管理服务⑤。

---

① 刘晓莉. 日本预防控制慢性病新型健康管理模式的研究及启示 ［D］. 重庆：重庆医科大学，2010.

② 金彩红. 芬兰健康管理模式的经验 ［J］. 中国卫生资源，2007（6）：312 - 313.

③ 尚敬红，董尚朴，张轶晖. 中医治未病与健康管理的探讨 ［J］. 赤峰学院学报（自然科学版），2009，25（4）：46 - 48.

④ 唐国宝，杨叔禹. 厦门市"三师共管"慢性非传染性疾病分级诊疗模式的实践与效果探讨 ［J］. 中华全科医师杂志，2016，15（2）：94 - 97.

⑤ 郭良臣. 中国健康管理产业现状和发展探讨 ［J］. 经贸实践，2017（2）：118.

（三）探索健康管理团队建设

积极探索构建健康管理服务团队，打造适合我国的健康管理服务团队是当务之急。团队人员的构成不仅要与我国的健康管理服务内容相适应，而且要考虑到服务工作量、服务质量、服务效率、服务能力等，按适当的比例组成队伍。社区需要服务的人口众多、家庭医师团队工作量大，可以增加健康管理师或者护士进行健康管理培训，由健康管理师辅助全科医生完成健康管理服务，减轻全科医生的工作压力。医院和健康管理公司的资源充足，可以在全科医生基础上，由各科医生、心理医生、营养师、保健医生等配合组成一支多学科组合、能提供高水平服务的健康管理团队①。

（四）社会要明确健康管理师职业的定位

我国健康管理学相关的学会、行业协会等社会组织还处在建立阶段，组织本身还有待进一步完善，健康管理行业的三大支撑体系还未真正建立起来，即政府、行业协会、学会、健康管理专业人员、服务机构与相关支撑体系②。我国健康管理机构存在缺乏行业标准、培训过程不规范、师资质量及素质不符合条件的现象，培训方式主要以理论培训为主，缺乏操作技能培训，使得培养出来的健康管理师不具备为人们健康诊断、健康危险因素干预、健康指导的能力。建议国家要不断出台相关的政策对健康管理师的培训过程进行规范，不断建立健全我省健康管理师及其师资的培训培养制度，严格规范我省健康管理师及师资的准入制度，统一健康管理师的培训内容，使其标准化、规范化，同时要建立相应的评价体系，对培训效果进行评估。培训机构要在注重医学、健康管理及公共卫生等知识的培训上结合相关技能操作的培训，在培训过程中多加些具有实际操作性的实例，使技能部分具体化，同时也要注重提高学员的管理技能、服务的技能及人际交往的技能。政府也要加大对培训机构资金、设备的提供，为培训健康管理师提供保障。

（五）对社会培训培养健康管理（全科医生）的建议

政府要出台相关的政策提高健康管理（全科医生）工资待遇并给予适当的补贴，提供资金和设备的支持，学习加拿大、法国等国家出台相关政策使得健康管理（全科医生）享有丰厚的报酬和较高的社会地位③，不断建立健全健康

---

① 符美玲，冯泽永，陈少春. 发达国家健康管理经验对我们的启示［J］. 中国卫生事业管理，2011，28（3）：233－236.

② 刘晓溪，陈玉文，毕开顺. 借鉴英国医疗服务体系破解我国实施双向转诊制度难题［J］. 中国全科医学，2013，16（31）：2926－2929.

③ 黄建始. 什么是健康管理？［J］. 中国健康教育，2007，23（4）：298－300.

管理（全科医生）晋升考核政策。同时对全科医生规范化培训及转岗培训的知识内容进行统一规范，侧重培养全科医生临床诊断、健康教育、健康指导及健康评估能力，培养全科医生的职业认同感，激发其工作热情，注重对全科医生的继续教育，特别是农村地区的全科医生，可以通过一些提高班对全科医生定期进行培训，提升其服务质量；要借鉴国外全科师资培养的成功经验，对全科医生带教师资进行系统的培训，培养其教学服务能力、组织能力、制定计划培训能力、全面发展能力、评价教学效果和提供反馈信息的能力等①，对不同医师采取不同的教学方法，提升其带教技巧和水平；同时要加大对全科医生实践基地建设和完善，利用综合医院的技术力量，建立服务于全科医生培养的临床教学基地，加强对全科医生实践技能的考察，定期考察及评估临床培训和基地实践基地，例如医院的设施及临床各科室是否齐全，提高全科医生的培训质量；全科医生也要充分发挥主观能动性，与相关领域的专家及学者建立长期的联系，保持主动学习、终生学习的态度，全面掌握全科医学、临床医学、中医学知识的同时也要注重对自身能力的培养，如全科诊断能力、健康干预能力、团队协作能力、表达沟通能力等，还要提升对全科医生职业的认同感。

（六）对在校健康管理（全科医学）人才培养的建议

国家及政府要不断建立健全健康管理（全科医学）学科体系，对健康管理（全科医学）的知识结构进行统一规范，增加培养学生的健康教育能力、健康危险因素干预能力、沟通能力等能力的课时，以及一些与中医操作技能有关的课时，如针灸、拔罐等，提高学生将来到基层的工作能力。对健康管理（全科医学）的师资也要进行严格规范及培训，聘请国内外在健康管理（全科医学）领域有较高造诣和名望的学者作为特聘教授，以及具备临床经验与基层社区实践经验、能灵活运用全科医学的思维和方法指导学生的医生来进行教学工作，提高带教能力，消灭健康管理（全科医学）带教能力素质不均衡的问题。同时通过相关政策激励及鼓励各大医学院校将健康管理（全科医学）专业设在研究生阶段进行教育，主要面向优秀的本科临床医学毕业生，能够全面、系统地掌握相关的健康管理（全科医疗）、临床操作知识及技能操作，或者直接在本科阶段设置临床医学专业（健康管理方向、全科医学方向），主要培养面向基层，且将来会从事全科医生或家庭医生工作的学生，通过培养更多健康管理（全科医学）专业的医学生使得全科医生的队伍不断壮大。学生也要养成主动学习的态度，

---

① 温丽娟，宋宗焰，彭丽，等. 中医全科医师规范化培养模式研究探讨［J］. 时珍国医国药，2018（3）：723－725.

利用平时的时间，通过各种途径如健康教育的微信公众号、相关的网站、社会实践等，对相关的全科医学、预防医学、临床知识及临床操作技能、健康管理技能、全科医生职业观念进行更深一步的学习，训练自己的健康教育能力，使得培养出大量高素质的全科医学人才，满足人们对健康管理人才日益增长的需求。

（七）培养机构要明确健康管理专业的定位

健康管理专业人才的培养目标应该是具备现代医学、管理学和医疗科技的理论、技术与方法，并具有健康管理理念，掌握现代医学技能、健康管理技能，有良好的创新精神、实践能力和沟通协作能力的高素质复合型一线工作人才①。但目前培养出来的健康管理专业的学生远远不能满足培养目标及社会的需求，而且健康管理专业的课程内容与全科医学课程内容存在重叠的部分，如临床医学、预防医学、中医学、常见健康问题等课程，学习的深度又不及全科医学，而且毕业后只能通过进一步考取相关证书来充实自己的知识及能力，才能适应更具医学技术性的岗位，进而对人群更好地提供疾病诊断、健康教育、健康指导及指导。因此，国家要对健康管理专业的学生设置专门的岗位，对其课程的内容进行规范及统一，与全科医学的课程进行区别，使其具备专业特色，同时也要注重提高健康管理专业学生及相关师资的技术含量。学生不仅要掌握管理知识，对具体的临床诊断、疾病治疗、健康指导知识也要精通，师资也要具备带教能力，最好从事健康管理工作的岗位，使得培养出来的学生更好地开展人群健康管理工作，真正满足人群对健康管理的服务需求。

第四节　医养健康可持续发展过程中遇到的问题

一、医养健康背景下政府遇到的问题

一是相关法律法规不健全。如医养健康机构的准入标准不明确，老年人生活护理服务缺乏相应保障，针对医养健康服务提供情况和投入资金使用情况等方面的评估机制都尚未建立。

二是财政投入不足。医养健康服务的发展与我国老龄化事业的发展息息相关，这在一定程度上决定了其发展离不开政府的扶持，而在与多家调研机构负

---

① FEACHEM R G, SEKHRI N K, WHITE K L. Getting more for their dollar: a comparison of the NHS with California's Kaiser Permanente [J]. Bmj, 2002, 324 (7330): 135.

责人访谈后得知，由于政府财政投入不足，机构大多数缺乏运行资金，其发展难免受到一定限制。

二、医养健康背景下医养健康机构发展遇到的问题

一是管理制度不完善。医养健康机构既不是单纯意义上的医疗机构，也不是单纯意义上的养老机构，其管理制度自然也就不能按照传统的养老机构管理制度或照搬医疗机构的管理制度，但目前符合医养健康机构特性的管理制度还未健全，有待完善，这对医养健康机构的日常运行必然带来一定影响。

二是服务缺乏创新。从目前调研机构提供的医养健康养老服务来看，在服务内容方面较为单一，特色服务较少，缺乏创新，而医养结合要想实现更高层次的发展，创新是必不可少的。

三、医养健康背景下服务人员发展遇到的问题

一是专业素质水平不高。调研机构的服务人员中，医生学历以本科为主，护士学历以大专居多，而护理员则大多为小学及以下，文化素质均有待提高，且医生护士缺乏对医养护理专业知识的学习，护理员在进机构前对这方面更是所知甚少，需后期培训且培训难度大。

二是整体数量不足。工资待遇不高、发展路径不明确以及职业认同感较低等问题，造成医养健康服务人员数量整体较少，人手不足以及随之而来的工作量大、工作压力重等问题，对服务质量带来严重影响。

三是护理员（护工）平均年龄相对偏大。从调研机构的护理员情况来看，以45～60岁的人群为主，平均年龄在50岁左右，年龄偏大，其体现在精力、服务热情、积极性等方面的差异，在一定程度上不利于医养健康服务的开展。

四、医养健康背景下被服务对象的问题

一是传统养老观念根深蒂固。部分调研机构的负责人指出目前老年人"养儿防老"的观念还未转变，大多仍选择在家由儿女照料，不愿接受外面提供的医养结合服务。而在其子女方面，即使养老压力大，但出于所谓孝道，也更愿意自己亲自照顾老人，医养健康服务开展困难。

二是生活护理服务支付负担重。从调研机构情况来看，目前大多数提供医养健康服务的机构仅在医疗服务方面实现支持医保报销（甚至部分机构还无法实现医保报销），但在生活护理方面的服务则没有相应的保障，长此以往，这对于老年人来说是笔不小的数目，支付负担重。

第四章

医养健康操作过程中的规范化内容与制度

第一节　医养健康机构的管理

一、机构人员管理

（一）医护人员管理制度

1. 病区护士长工作制度

（1）实行护士长负责制，护士长在护理部等相关部门领导下，负责全病区护理工作。

（2）应有各级护理人员岗位职责、工作流程、质量标准、操作规范、疾病护理常规、消毒隔离制度、护理文件书写标准等，并严格执行。

（3）必须有与护理部相对应的护理质量、安全等匹配的兼管人员，并认真履行职务职责。

（4）各种抢救仪器、物品、设备等，定点放置，专人管理，定时清点，定期检查、维修，定量供应，呈备用状态。

（5）加强机构内药品管理。严格执行药品制剂分类管理，各类药品管理符合要求。

（6）机构内设施（特别是护理设施）安全、规范，物品放置有序，位置固定，病区仪器、设备除全院调配外未经护士长同意，不得随意外借挪用。

（7）机构内环境应保持清洁、整齐、安静、安全、舒适，工作人员必须做到"四轻"，即：走路轻、开门轻、说话轻、操作轻。

（8）机构内使用护理部统一标识，有提示或警示牌，提示牌应醒目、清晰、明确、温馨，使用规范，病区走廊、各出入口、通道保持通畅、安全。

（9）为保障病区安全，病区内禁止吸烟，禁止使用明火、电炉、取暖器等。

使用时，护理人员不得离开现场，并加强对相关陪护人员的安全知识教育和管理，自觉遵守机构规定，确保人身和财产安全。

2. 护理值班交接班制度（护理核心制度）

（1）值班人员必须坚守岗位、履行职责，保证各项护理工作准确及时地进行。

（2）根据病区情况合理排班，根据各时段工作量变动情况合理调配机构内护理人员。

（3）每班必须按时交接班，接班者提前 5—10 分钟到，阅读交班记事本、清点财物，在接班者未交接清楚之前，交班者不得离开岗位。

（4）值班者必须在交班前完成本班的各项工作，写好各项护理记录，处理好用过的物品。遇有特殊情况应详细交代，与接班者共同做好工作方可离去。白班为夜班做好物品准备，如抢救药品及抢救用物、呼吸机、麻醉机、氧气、吸引器、注射器、消毒敷料、常备器械、被服等，以便夜班工作。

（5）所有老人或患者都须床头交接班。交班中发现病情、治疗器械、物品交代不清，应立即查问。接班时发现问题，应由交班者负责；接班后如因交班不清，发生差错事故或物品遗失，应由接班者负责。

（6）晨会集体交班由护士长主持，全体人员应严肃认真地听取夜班交班报告，要求做到交班时护理文书要写清，口头要讲清，老人或患者床头要看清，如交代不清不得下班。

（7）交班内容及要求：

①交清机构内老人或患者总数，出入院、转院、死亡人数以及新入院、危重、抢救、特殊检查、留送各种标本完成情况等。

②床头交班查看危重、抢救、昏迷、瘫痪等老人或患者的病情，如：生命体征、输液、皮肤、各种引流管、特殊治疗情况、病情变化、思想情绪波动及各专科护理执行情况。

③交、接班和共同巡视、检查房间清洁、整齐、安静、安全的情况。

④接班者应清点毒麻药、急救药品和其他用品等，若数量不符应及时与交班者核对，核对清楚后，接班者签全名。

⑤附：十不交接制度。

a. 衣帽不整齐不交不接。

b. 治疗室、办公室不整洁不交不接。

c. 医疗相关器械物品不齐不交不接。

d. 输液输血不通畅不交不接。

e. 各种引流管不通畅不交不接。

f. 危重老人或患者床铺不整洁不交不接。

g. 抢救物品不全不交不接。

h. 本班医嘱治疗未完成不交不接。

i. 医嘱未查对不交不接。

j. 护理记录不符合要求不交不接。

⑥附：排班原则及要求。

a. 满足机构居住人员的需要，均衡各班工作量，配备不同数量的护士。

b. 保证护理质量，适当搭配不同层次护理人员，最大限度发挥不同年资、不同职称护理人员的作用。

c. 公平的原则下，保证护理人员休息，在不影响工作的前提下，尽量满足护理人员的学习时间及特殊需要。

d. 节约人力，排班具有弹性，紧急情况时适当调整。

3. 护理会诊制度

（1）对于本机构不能解决的护理问题，应及时申请会诊。

（2）申请机构应认真填写《护理会诊申请单》，要把老人或患者的主要病史（既往史）、原有护理问题、护理措施及效果、会诊目的要求等简明扼要写出，以便会诊者参考。

（3）会诊形式及要求：

①院内护理会诊：凡遇到疑难病例、专科新业务、新技术，机构内护士长应及时组织相关护理会诊。责任护士填写《护理会诊申请单》，机构内应派护师以上职称或具备相应能力的护士前往，一般会诊应在 24 小时内完成；急、会诊应在 10 分钟内到达，提出疑难问题或专科技术问题，会诊人员提出会诊意见及依据。护士长要对会诊意见落实情况进行检查并给予必要的指导，会诊意见和建议记录于《护理会诊记录单》。

②院外护理会诊：当遇到疑难、复杂且难以解决的护理问题时，应及时组织更专业机构护理会诊。

a. 护理部可在全院护士中挑选出部分工作经验较丰富的护师配合院外专业护理人员组成护理会诊小组。

b. 小组成员需随时保持通讯通畅，保证随叫随到。

c. 疑难病例或病情需要多科会诊讨论时，护士长报告护理部，由护理部确定护理会诊时间，并通知相关护理会诊小组成员参加，会诊由申请的护士长主持，责任护士介绍病情并提出需要解决的问题。

d. 如遇到紧急情况，值班护士可直接与护理会诊小组成员电话联系。

e. 申请部门要将护理会诊意见整理并落到实处。

4. 护理文件规范书写及管理制度

（1）护理文件规范书写制度。

护理文件是护理人员在护理活动过程中形成的文字、符号、图表等资料的总和，主要内容包括体温单、长期医嘱单、临时医嘱单、出入院护理记录单（评估单）、临床护理记录单、手术护理记录单等。

①书写应当客观、真实、准确、及时、完整。

②使用中文、通用的外文缩写和医学术语。

③内容简明扼要、重点突出，表述准确无误，避免主观臆断，文字工整、字迹清晰、语句通畅、标点符号正确。书写过程中出现错字，用原色以双横线划在错字上，需修改的在双横线上方书写，并签名及标明时间，不得采用刮、粘、涂等方法去除原来的字迹。

④应按照规定的格式和内容书写，尽量避免重复，并由相应的护理人员签名。

⑤试用期护理人员书写的护理文件须经过本机构内取得执业资格并注册的护理人员审阅修改，并用红墨水笔以分子形式签名，注明日期。

⑥上级护理人员有审查修改、补充下级护理人员书写的护理记录的责任。用红墨水笔修改和补充的内容记录在原书写处的右上方，并在下级护士签名处用红墨水以分子形式签名并注明修改日期，修改时须保持原记录清晰、可辨。

⑦若对试用期护理人员、下级护理人员书写的护理文件进行修改应在书写后的 72 小时内完成。

⑧因抢救急、危重患者未能及时书写护理文件的，护士应在抢救结束后 6 小时内据实补记。

⑨护理文件书写质量应列为各级护理人员的绩效考评内容。

（2）机构相关医疗文件管理制度。

①护理文件的存放，包括体温单、护理记录单、医嘱单、手术记录单等，应定点存放，文件中各种表格按顺序排列整齐，不得撕毁、拆散、涂改或丢失，用后归还原处、妥善保管。

②各种护理文件书写按规范执行，做到客观、真实、准确、及时、完整。

③不得伪造相关医疗护理记录或私自将医疗护理记录内的信息透露给他人。

④机构内所住老人和家属不得翻阅或擅自把护理文件带出机构，如需要，可由护理员（护工）负责送该文件。外出会诊或转院时，只能携带文件摘要。

⑤任何人不得随意复印护理文件。若在特殊情况下须使用，应取得相关方批准后，方可复印规定护理文件。

⑥老人出院或死亡后，护理文件与医疗文件等须按要求整理，检查完好后应及时送护理部或病案室归档保管。

⑦日夜交班本、临时治疗本、重点治疗本等用后妥善保存一年，以备考查（一年内如有异议或发生医疗、护理等纠纷，应延长保存时间）。

⑧长期医嘱中各种医嘱（指输液及贵重药品的注射等）有具体时间要求的，每次执行要签名，并将执行本保存在相关文件中或由机构保管一年（一年内如有异议或发生医疗、护理等纠纷应延长保存时间）。

5. 护理质量可追溯制度

（1）严格执行排班制度，严禁私自换班。

（2）各班岗位职责明确。

（3）进行各项护理操作前告知注意事项，操作结束后及时签名，不得由他人代签或个性化签名。

（4）对本机构内医疗护理服务人员进行公示，护理人员持证上岗。

（5）实施责任制护理，实行包床到护士。

（6）定期召开座谈会，了解老人及家属的意见及建议。将其需要列入下一阶段工作计划中。

（7）护理部不定期对护理质量进行督查，并将督查结果反馈给具体职能部门，其提出可行性整改措施并实施。护理部对整改措施实施情况给予评价，以保证护理质量持续改进。

（8）护士长应每日做好督查、指导、调整护士工作，每天查房至少2次，切实落实责任护士工作，内容包括危重人员管理、基础护理、健康指导、护理记录、康复锻炼、满意度等。

（9）加强一次性使用医疗、护理用品的管理，做到使用前检查包装、标识及有效期。

（10）加强可复用医疗、护理器械的可追溯管理。

6. 机构护理员工作制度

（1）根据老人情况进行合理分工，严格履行本班职责。

（2）护理员应根据分级护理做好各项工作。

①生活不能自理者：日常生活、行为依赖他人护理，慢性疾病、压力性损伤、卧床、大小便失禁、老年性痴呆，需要喂水、喂饭、床上擦浴等。

a. 每日整理床单位、衣柜及床头柜。

b. 定期更换被单、床单、枕头套，根据情况及时更换。

c. 为其睡前及起床更衣。

d. 同护士每隔 2 小时为患者翻身 1 次，轻拍受压部位，预防褥疮的发生。

e. 保持床单位和个人卫生，衣着干净整洁，身上无异味；夏季每日洗澡擦身，冬季每周洗澡擦身一次；保持被褥清洁干燥。

f. 每天应帮助老人洗头、洗脚、协助口腔护理，保持清洁无异味，定期修剪指（趾）甲，剃胡须、理发等，保持其仪表端庄。

g. 定时为老人喝水、喂食、果汁，速度宜慢，应摆放正确的体位，严防呛或噎食。

h. 为老人做好大小便后的护理。

i. 根据医嘱帮助给予服药，随时观察病情，需要时随时报告医生。

j. 根据老人的情况，合理安排户外活动。

②生活半自理型：日常生活、行为依赖扶手、拐杖、轮椅和其他辅助器具；年老体弱，行动、生活不便，并需要护理员送水送饭；需要协助洗澡。

a. 每日整理床单位、衣柜及床头柜。

b. 定期更换被单、床单、枕头套，根据情况及时更换。

c. 保持床单位和个人卫生，衣着干净整洁，身上无异味；协助洗头、洗脚及洗澡前的准备工作，帮助修剪指甲。

d. 组织老人进餐，为老人送水、送餐、送水果及为其准备其他物品。

e. 根据医嘱按时督促服药，随时观察相关病情变化。

f. 根据实际情况协助老人参加户外活动。

③自理型：生活能自理，不依赖他人，身体力行，能参加机构内组织的各项活动。

a. 每日鼓励老人一同整理床单位、衣柜及床头柜。

b. 督促老人做好个人卫生。

（二）医养护理员职业技能标准

1. 职业概况

（1）职业名称：医养护理员。

（2）职业定义：

对需要照护的人群以及病人提供生活护理，并在注册护士的指导下进行部分基础护理工作的人员。

（3）职业等级：

本职业共设三个等级，分别为初级、中级、高级。

（4）职业环境条件：

室内，常温。

（5）职业能力特征：

身心健康，能够胜任照护他人生活活动，热爱工作，尊老爱幼，有一定的责任心、同情心和耐心，具有较强的学习能力和沟通能力。

（6）基本文化程度：

初中毕业（或相当文化程度，必要时可适当放宽学历要求）。

（7）培训要求。

①培训期限：

全日制职业学校教育，根据其培训目标和教学计划确定晋级培训期限：初级不少于80标准学时；中级不少于100标准学时，高级不少于120标准学时。

②培训教师：

培训教师应具有本职业高级职业资格证书且工作2年以上，或护理专业中级职称以上专业技术职称任职资格。

③培训场地设备：

理论培训场地应为可容纳30名以上学员的标准教室，技能操作培训场所应为具有一定床位数量能满足培训要求的实训室，并配置必备的护理实验设备、模拟教具及实训用品。

（8）鉴定要求。

①适用对象：

从事或准备从事本职业的人员。

②申报条件。

初级（具备以下条件之一者）：

a. 经本职业初级正规训练达规定标准学时数，并取得结业证书。

b. 在本职业连续见习2年以上。

中级（具备以下条件之一者）：

a. 取得本职业初级职业资格证书后。连续从事本职业工作2年以上，经本职业中级正规培训达规定标准学时数，并取得结业证书。

b. 取得本职业初级职业资格证书后，连续从事本职业工作3年以上。

c. 连续从事本职业工作5年以上。

d. 取得经国家有关行政部门审核认定的，以中级护理技术为培训目标的中等以上职业学校本职业（专业）应届毕业生。

　　高级（具备以下条件之一者）：

　　a. 取得本职业中级职业资格证书后，连续从事本职业工作 2 年以上，经本职业高级正规培训达规定标准学时数，并取得结业证书。

　　b. 取得经国家有关行政部门审核认定的，以高级护理技术为培训目标的高等职业学校本职业（专业）应届毕业生。

　　③鉴定方式：

　　分为理论知识考试和技能操作考核。理论知识考试采用闭卷笔试方式，技能操作考核采用现场实际操作方式。理论知识考试和技能操作考核均实行百分制，两门均达 60 分及以上者为合格。

　　④考评人员与考生配比：

　　理论知识考试考评人员以考生配比为 1：15，每个标准教室不少于 2 名考评人员；技能操作考评员与考生配比为 1：3，且不少于 3 名考评员。

　　⑤鉴定时间：

　　理论知识考试时间不少于 90 分钟；技能操作考核时间不少于 30 分钟。

　　⑥鉴定场所设备：

　　理论知识考试在标准教室进行；技能操作考核在具有必备的实验设备、模拟教具及实训用品的实训室进行。

　　2. 基本要求

　　（1）职业道德：

　　①职业道德基本知识。

　　②职业守则：

　　a. 遵守国家的法律、法规及相关规章制度。

　　b. 爱岗敬业，忠于职守，自觉履行各项职责。

　　c. 工作认真负责，严于律己。

　　d. 刻苦学习，钻研业务，努力提高思想和科学文化素质。

　　e. 谦虚谨慎，团结协作，主动配合。

　　f. 严格执行操作规范和流程。

　　g. 尊重服务对象的权利和人格，保护隐私。

　　（2）基础知识。

　　①医学基础知识：

　　a. 人体解剖生理。

　　b. 人的不同年龄生理特点。

　　②临床常见病症：

a. 发热。

b. 咳嗽咳痰。

c. 恶心呕吐。

d. 疼痛。

e. 头晕。

f. 心悸。

g. 便秘。

h. 腹泻。

i. 失禁。

（3）以人为本的服务。

①基本需要层次理论。

②沟通技巧。

③礼仪规范。

4. 安全与急救知识

（1）初级急救知识。

（2）安全防护常识。

（3）意外伤害预防及初步处理。

（4）职业防护。

5. 相关法律、法规

（1）《中华人民共和国传染病防治法》相关知识。

（2）《中华人民共和国劳动合同法》相关知识。

（3）《中华人民共和国老年人权益保障法》相关知识。

（4）《中华人民共和国劳动法》相关知识。

（5）《中华人民共和国消防法》相关知识。

（三）工作要求

本标准对初级、中级、高级技能要求依次递进，高级别涵盖低级别的要求。

1. 初级

职业功能	工作内容	技能要求	相关知识
一、生活照护	（一）清洁照护	1. 能为服务对象进行面部、手足及会阴的清洁 2. 能为服务对象洗头、洗澡 3. 能为服务对象床上擦浴 4. 能根据对象的需要进行口腔清洁（协助摘戴义齿、刷牙、漱口等） 5. 能为服务对象梳头、剪指（趾）甲 6. 能为服务对象更好的更换衣服 7. 能对床单位及个人用物进行整理及更换 8. 能对病室进行整理、通风	1. 面部、手足及会阴清洁护理的目的和注意事项 2. 洗头、洗澡和床上擦浴的目的及注意事项（包括老年人、成年人、婴幼儿） 3. 口腔清洁的目的和注意事项 4. 修剪指（趾）甲的注意事项 5. 更换衣服的注意事项 6. 床单位整理和更换的目的及注意事项 7. 病室环境整理的要求及注意事项
	（二）饮食照护	1. 能根据服务对象的饮食需求备齐进食所需用品 2. 能为服务对象喂食、喂水 3. 能观察服务对象进食时的异常情况 4. 能为服务对象使用后的各种餐具进行清洁	1. 医院基本饮食的种类 2. 喂食、喂水的注意事项 3. 处理进食中的异常情况的表现 4. 清洁餐具的注意事项
	（三）睡眠照护	1. 能对睡眠环境及床单位进行准备 2. 能根据服务对象的具体情况进行促进睡眠的方法 3. 能观察睡眠中出现的异常情况并报告	1. 睡眠环境及床单位的准备要求 2. 睡眠规律 3. 促进睡眠的方法 4. 睡眠中异常情况的表现
	（四）排泄照护	1. 能根据服务对象自理程度和病情选择如厕方式 2. 能协助卧床服务对象使用便器 3. 能对服务对象便后进行清洁 4. 能对失禁对象进行局部皮肤护理 5. 能对腹泻对象进行便后肛周护理 6. 能观察服务对象排便时面色改变、出虚汗等常见的异常表现 7. 能更换保护垫、集尿袋、纸尿裤等失禁用品	1. 如厕的注意事项 2. 卧床服务对象使用便器的注意事项 3. 服务对象便后清洁的注意事项，包括换尿布 4. 失禁、腹泻、便秘照护措施注意事项 5. 排便时常见异常情况表现 6. 保护垫、集尿袋、纸尿裤等工具使用注意事项

续表

职业功能	工作内容	技能要求	相关知识
二、临床照护	（一）观察与测量	1. 能对服务对象大、小便的颜色和性状观察并记录 2. 能测量身高、体重 3. 能测量腋下体温	1. 大、小便颜色及性状观察的注意事项 2. 身高、体重测量的注意事项 3. 体温测量的注意事项 4. 生命特征的正常值
	（二）冷热应用	1. 能用冰袋为服务对象进行物理降温 2. 能为服务对象进行温水擦浴 3. 能使用热水袋为服务对象保暖	1. 冰袋使用的注意事项 2. 温水擦浴的注意事项 3. 热水袋使用的注意事项
	（三）标本采集	能采集尿、便常规标本	采集尿、便标本的注意事项
	（四）压疮预防	1. 能为服务对象选择避免压疮发生的合适体位 2. 能对身体骨突部位采取保护措施 3. 能为卧床服务对象定时翻身 4. 能选择和使用预防压疮工具及保护用品 5. 能观察受压部位皮肤颜色的异常表现	1. 常用卧位的目的及适应症 2. 压疮的易患部位 3. 压疮的临床表现 4. 压疮发生的原因及预防措施 5. 压疮的防护用具如气垫床、翻身垫、皮肤保护膜、护肤粉等物品的使用注意事项
	（五）移动护理	1. 能根据服务对象状况选择搬运方法 2. 能使用助行器、轮椅、平车、移位机等运送工具转运服务对象 3. 能在转运过程中发现服务对象的异常表现并及时报告	1. 移动服务对象前的准备方法 2. 轮椅和平车运送服务对象时的注意事项 3. 转运服务对象过程中的异常表现

续表

职业功能	工作内容	技能要求	相关知识
二、临床照护	（六）消毒隔离	1. 能根据相关手的卫生要求进行洗手 2. 能区分清洁和污染的区域及物品 3. 能配制含氯消毒剂等常用消毒液 4. 能穿脱隔离衣和戴手套 5. 能对环境及日常物品进行清洁消毒 6. 能对服务对象生活垃圾和医用垃圾进行分类 7. 能对床单位进行终末消毒	1. 标准预防的概念 2. 院内感染的概念 3. 清洁与污染的概念 4. 六步洗手的注意事项 5. 配置常用消毒液的注意事项 6. 穿脱隔离衣和戴手套的目的及注意事项 7. 环境及日常物品清洁、消毒的注意事项 8. 生活垃圾和医用垃圾的概念及处理注意事项 9. 床单位终末消毒的目的及注意事项
	（七）给药照护	1. 能为服务对象口服给药 2. 能为服务对象使用皮肤外用药	1. 口服给药的目的和注意事项 2. 皮肤外用药的注意事项
	（八）应急救护	能对跌倒、外伤出血、烫伤、噎食等意外伤害进行初步的应急处理	1. 跌倒、外伤出血、烫伤、噎食等意外伤害进行初步应急处理的注意事项 2. 海姆立克式操作技术注意事项
	（九）临终关怀	能配合相关机构内医护人员进行尸体料理	尸体料理的注意事项
三、安抚与功能锻炼	（一）临终关怀	1. 能在日常生活照护中发现服务对象的情绪和行为变化 2. 能使用语言和肢体语言劝慰服务对象	1. 服务对象情绪和行为变化特点 2. 常用的沟通方法
	（二）功能锻炼	1. 指导服务对象进行基本生活能力的锻炼，如吃饭、如厕、穿脱衣等 2. 能为服务对象保持良肢位 3. 能指导卧床服务对象进行床上运动	1. 基本生活能力锻炼的注意事项 2. 良肢位的概念及保持良肢位注意事项 3. 床上运动的方法及注意事项

2. 中级

职业功能	工作内容	技能要求	相关知识
一、生活照护	（一）饮食护理	1. 能为携带鼻胃管、鼻肠管、胃造瘘等的服务对象进行管饲 2. 能预防喂食中出现呛咳、误吸、噎食等情况，观察返流、呃逆等异常情况并报告	1. 治疗饮食的种类、适用范围 2. 鼻胃管、鼻肠管、胃造瘘进行管饲的目的及注意事项 3. 喂食中呛咳、返流、呃逆、误吸、噎食等表现
	（二）睡眠护理	1. 能根据服务对象病情需要安置特殊睡眠体位 2. 能识别失眠的原因	1. 常见疾病睡眠体位要求 2. 失眠（入睡困难、早醒等）的表现及常见原因
	（三）排泄护理	1. 能为排尿、排便困难的服务对象做腹部按摩、协助排便姿势、简易通便法等护理措施 2. 能为留置尿管和膀胱造瘘的服务对象进行集尿袋放尿	1. 促进排尿、便的注意事项 2. 定时放尿的注意事项 3. 大小便的失禁、会阴部皮肤保护的注意事项 4. 失禁、通便剂等护理工具作用及使用注意事项
二、临床照护	（一）观察与测量	1. 能识别大、小便及呕吐物的异常情况并报告 2. 能观察服务对象皮肤、黏膜的异常表现并报告 3. 能记录进食量、水量和排泄量	1. 大、小便及呕吐物的性状及颜色 2. 皮肤、黏膜的异常表现 3. 进食量、水量和排泄量记录的注意事项
	（二）冷热应用	1. 能为服务对象进行温水坐浴 2. 能为服务对象进行局部软组织的冷、热敷	1. 温水坐浴的目的及注意事项 2. 局部软组织冷、热敷的注意事项
	（三）标本采集	1. 能采集12或24小时尿标本 2. 能采集常规痰标本（吸痰法采集除外）	1. 采集12或24小时尿标本注意事项 2. 常规痰标本采集的目的及注意事项
	（四）消毒距离	1. 能按隔离种类选择隔离措施 2. 能消毒和处理被体液和血液污染的物品	1. 隔离的种类和方法 2. 常见传染病服务对象的排泄物和分泌物消毒处理的注意事项

续表

职业功能	工作内容	技能要求	相关知识
二、临床照护	（五）给药照护	能为服务对象进行眼、耳、口、鼻给药	眼、耳、口、鼻给药的注意事项
	（六）应急救护	能配合医护人员对有跌倒伴损伤的服务对象进行初步固定和搬移	初步固定和搬移的注意事项
	（七）临终关怀	能运用抚触、握手等肢体语言为临床服务对象及家属提倡慰藉支持	1. 临终关怀的基本知识 2. 哀伤辅导、生命教育的基本知识
三、安抚及功能锻炼	（一）安抚	1. 能对服务对象进行心理安抚 2. 能在服务对象情绪失控时采取劝阻措施	1. 服务对象情绪与行为变化特点 2. 服务对象情绪失控的常见表现
	（二）功能锻炼	1. 能指导服务对象从床到轮椅、由轮椅到床的移动 2. 能协助服务对象安全行走	1. 安全移动的基本知识和注意事项 2. 安全行走的注意事项

3. 高级

职业功能	工作内容	技能要求	相关知识
一、生活护理	（一）饮食护理	1. 能识别服务对象进食、进水困难的基本原因 2. 能使用营养素、营养液进行管饲	1. 服务对象饮食影响因素分析知识 2. 肠内营养的方法及注意事项
	（二）排泄护理	1. 能识别服务对象呕吐物异常，记录常见的变化并及时采取应对措施 2. 能识别服务对象失禁、腹泻、便秘等异常现象 3. 能更换肛袋 4. 能进行排泄功能训练	1. 呕吐物观察、记录的方法及注意事项 2. 失禁、腹泻、便秘概念及影响 3. 更换肛袋的注意事项 4. 排泄功能的注意事项

续表

职业功能	工作内容	技能要求	相关知识
二、临床护理	（一）消毒隔离	能对肝炎、结核、痢疾等常见传染病服务对象的排泄物及分泌物进行消毒处理	常见传染病服务对象的排泄物和分泌物消毒处理的注意事项
	（二）给药护理	1. 能为服务对象进行管饲给药 2. 能观察药物不良反应并报告	1. 管饲给药的注意事项 2. 药物不良反应观察方法及要点
	（三）管路照护	1. 能对有管路的服务对象进行安全照护 2. 能在服务对象活动、转运时保护管路位置 3. 发现管路的异常情况并报告	1. 管路类别 2. 管路照护的注意事项 3. 管路异常情况的表现
	（四）应急救护	1. 能对突发心搏骤停的服务对象进行基础生命支持 2. 能配合医护人员为服务对象进行氧气吸入操作	1. 基础心肺复苏 2. 吸氧方法及相关知识
三、安抚与功能锻炼	（一）安抚	1. 能识别服务对象心理变化的原因 2. 能用语言和肢体语言疏导服务对象的不良情绪	1. 服务对象心理异常的相关知识 2. 服务对象心理咨询的相关知识
	（二）功能锻炼	1. 能使用常用的康复器材进行功能训练，如平衡能力、肌力等 2. 能指导床上活动	常用康复器材使用注意事项
四、培训指导	（一）培训	1. 能对初级医疗护理进行基础培训 2. 能编写初级医疗护理员培训教案	1. 培训计划编制的基本方法 2. 培训教案编写方法
	（二）指导	能对初级医疗护理员的实践操作给予指导	1. 业务指导的基本知识 2. 医养护理员操作指导基本知识

（四）比重表

1. 理论知识

项　　目		初级（%）	中级（%）	高级（%）
基本要求	职业道德	5	5	5
	基础知识	30	30	30
相关知识	生活照护	35	35	25
	临床照护	20	20	25
	安抚与功能锻炼	10	10	10
	培训与指导	—	—	5
合计		100	100	100

2. 技能操作

项目		初级（%）	中级（%）	高级（%）
技能要求	生活照护	50	40	25
	临床照护	40	45	45
	安抚与功能锻炼	10	15	20
	培训与指导	—	—	10
合计		100	100	100

二、入住老人管理

（一）出入院程序

①机构必须为服务对象提供准确、有效的服务信息（设施、设备配备情况、收费标准、服务内容等）。

②出入院程序必须按照规定的流程及双方约定的时间办理。

③机构必须与入院老人签订协议书，并对老人进行护理等级的首次评估。

④机构必须为每一位老人设立档案（入院档案、健康档案、病历档案等）。

⑤要为申请入院者或亲属提供可了解机构的服务内容及内部设施程序。

⑥入院流程图

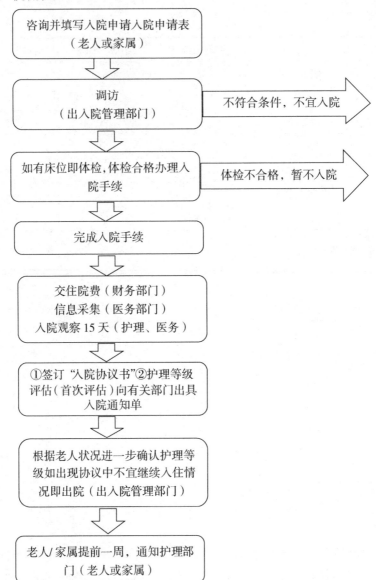

咨询并填写入院申请入院申请表
（老人或家属）

调访
（出入院管理部门）　　　　　不符合条件，不宜入院

如有床位即体检,体检合格办理入
院手续　　　　　　　　　　　体检不合格，暂不入院

完成入院手续

交住院费（财务部门）
信息采集（医务部门）
入院观察15天（护理、医务）

①签订"入院协议书"②护理等级
评估（首次评估）向有关部门出具
入院通知单

根据老人状况进一步确认护理等
级如出现协议中不宜继续入住情
况即出院（出入院管理部门）

老人/家属提前一周，通知护理部
门（老人或家属）

⑦出院流程图

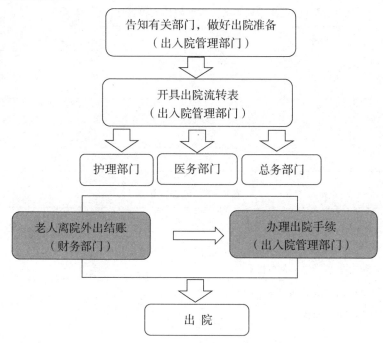

（二）老人入住评估量表

表 4 - 1　资讯评估

姓名		性别		民族		年龄		身份证号码	
联系人		联系电话				现居地址			
为确保老人适合居住的护理区域，请家属及老人如实回答									
一	老人目前身体状况			二	患病史及对身体的影响				
三	性格脾气			四	睡眠情况				
五	是否吸烟、酗酒			六	兴趣爱好				
七	经济来源			八	入住意愿				
九	有无配偶			十					

评估人：　　　　　　　　　　　　　　　评估日期：　　年　　月　　日

表 4-2 家访评估

家庭成员（备注栏中填写老人主要照顾人和紧急重要事件联系人）

姓名	关系	联系电话	备注

表 4-3 试住评估

姓名		年龄		性别		试住日期		试住区、房号	
一	老人身体基本体检情况								
二	对院内基本情况了解程度								
三	是否理解和接受本院的纪律								
四	入住后与在院老人、工作人员相处情况								
五	入住后老人性格、脾气如何								
六	对护理人员工作有何意见								
七	是否习惯院内生活								

评估人：　　　　　　　　　　　　　　　　　评估日期：　　年　　月　　日

表 4-4 持续评估

老人心理护理照料表

姓名	性别	出生年月	现居地	入院时间	家属联系电话

老人入住前基本情况

心理护理一：（年月日）

护理人：

续表

心理护理二：（年月日）   护理人：
心理护理三：（年月日）   护理人：
心理护理四：（年月日）   护理人：

（三）老人身份识别制度

（1）严格执行查对制度，准确识别身份。在进行各项治疗、护理活动中，应同时使用床头卡、治疗卡等方法确认其身份；对能有效沟通的住院人员，实行双向核对法，即要求其自行说出本人姓名；对意识不清、语言交流障碍等原因无法向医务人员陈述自己姓名的人员，由陪同人员陈述其姓名，确认无误后方可执行；针对精神障碍人员护士应严记其姓名，执行操作时，应进行护士双核对，无误后方可执行。

（2）完善并落实护理各关键流程的对人员识别措施、交接程序与记录

（3）"腕带"身份识别：

①所有入住老人均使用，特别是危重手术、沟通障碍、70岁以上老人必须使用红色腕带，其他情况的老人使用蓝色腕带。

②对无法进行身份确认的无名老人，需在腕带上注明"无名氏＋入住诊卡号"作为身份识别信息。进行护养活动时，需双人核对。

③护士应认真、清晰、完整填写腕带内容，填写项目包括：机构区域、床号、姓名、性别、年龄、住院号等信息，腕带识别信息填好后必须经两名护理人员核对后方可使用，若损坏需更新时，需要经两人重新核对。

④应保证使用腕带的舒适，松紧度适宜，佩戴手腕带期间护士应加强对老人腕带使用情况的检查，确保皮肤完整无破损；出院时由护士为其剪断、取下。

（4）在采血、给药或输血等操作时，必须严格进行身份识别，应至少使用两种身份识别方法（床头卡、手腕带、双向核对），不得仅以床号作为识别的依据。

（5）在老人转运交接中有识别老人身份的具体措施，如：手术的老人进入

手术室前，由护士填写腕带标识，写清其床号、姓名、性别、住院号、诊断及手术名称，护士核对无误后方可接入手术间。

（6）在实施任何介入或有创诊疗活动前，实施者亲自与老人（或家属）沟通，陈述其姓名，作为最后确认的手段，以确保为老人实施正确的操作。

（四）探视制度

（1）探视时应有专人负责接待，耐心解答探视者的询问，有关医疗问题可通知相关医生、护士给予解答。

（2）认真检查核对家属所带的物品、零食等，给予登记保管。

（3）新入院人员入院 7 天内严禁家属探视，7 天后经过院方评估允许的情况下，有的还需经主管医生同意后方可探视。

（4）探视前：主班护士应通知主管医生或值班医生，应取得医生同意后方可探视，严格检查探视间门窗锁等工作，确保探视安全。

（5）主班护士应在探视视线范围内，随时了解探视动态，遇特殊情况及时处理，必要时暂停探视。

（6）当班护士应做好探视制度宣教，督促家属执行探视规定，不得私自交物品给老人，若为其他老人代发书信，须经主管医生同意后方可代发。

（7）一般应在规定地点探视，不得任意进入私人区域（卧床者除外），如带老人离开本区域，须经值班护士同意，但不得擅自离开机构。

（8）探视结束后当班护士应严格做好安检工作，禁止探视人员带危险物品（如各种凶器、锐利品、酒类、绳以及易燃物等）入机构。

（9）探视时间：上午 08：30—11：00，下午 14：30—16：30。

（五）陪护制度

（1）陪伴需严格控制，确实需陪伴者由医师决定留陪 1 人，特殊情况（如需手术、抢救等）当日可留 2 人。

（2）探视和陪护人员必须遵守院规，听从本院工作人员指导，不得擅自翻阅病历和其他医疗记录。遇查房或进行诊疗工作时，陪护应退出病房，不得谈论有碍老人健康事宜。不得私自将老人带出院外。

（3）当陪护人员有事外出时，要告知值班人员，取得同意后方可离开机构。

（4）陪护人员应遵守院内相关制度，保持机构内房间安静、整洁、不吸烟和随地吐痰。

（5）探陪人员要爱护机构内公物，节约水电。凡损坏机构设施、物品者应照章赔偿。

（6）探视和陪护人员只准到所探视和陪护的房间，不得乱窜其他房间。

（六）健康档案管理制度

（1）借鉴医疗机构经验，严格遵循《医疗机构管理条例》《医疗事故处理条例》《医疗机构健康档案管理规定》等法规，保证健康档案资料客观、真实、完整，严禁任何人涂改、伪造、隐匿、销毁、抢夺、窃取健康档案。

（2）机构内由医护部门配备专（兼）职人员，负责建立全院老年人（长者）健康档案及保存病案。

（3）对健康档案应有适宜的编号系统，健康档案编号是老年人（长者）在本院入住健康档案唯一及永久性的编号。

（4）按照《健康档案书写基本规范（试行）》的规定书写健康档案，并加强健康档案的内涵质量管理，重点是老年人（长者）健康档案的环节质量监控。

（5）老年人（长者）离院（死亡）时，可由医生按规定的格式填写首页后，由专门病案管理人员在老年人（长者）离院（死亡）后24～72小时内回收健康档案，并注意检查首页各栏及健康档案的完整性，不得对回收的健康档案进行任何形式的修改，同时要做好各项疾病名称的录入，依序整理装订健康档案，并按号排列后上架存档。

（七）档案借阅管理

（1）除涉及老年人（长者）实施医疗活动的医务人员及医疗服务质量监控人员外，其他任何机构和个人不得擅自查阅该老年人（长者）的健康档案，借阅健康档案要办理借阅手续，按期归还，应妥善保管和爱护借用的健康档案，不得涂改、转借、拆散和丢失。除公、检、法、医疗保险机构、卫生行政单位、民政部门外，其他院外单位一般不予外借。借阅人须持单位介绍信，经本院医护管理部门核准，才可以摘录病史。

（2）提供健康档案借阅或健康档案复印服务应借鉴并符合《医疗机构管理条例》《医疗事故处理条例》《医疗机构健康档案管理规定》等法规的规定。

（3）本院医师经医护部门批准后，方可借阅死亡及有医疗争议等特定范围内的健康档案，但不得借阅本人亲属及与本人存在利益关系的老年人（长者）健康档案。

（4）健康档案原则上应永久保存，涉及老年人（长者）个人隐私的内容应按照统计法予以保密。

三、安全与事故管理

（一）安全管理制度

（1）护理人员应全面了解老人情况，及早发现潜在的安全隐患并采取积极有效的方法措施。

（2）严格执行各项查对制度，每日核对医嘱，发现疑问立即向有关人员反馈，未经核对的医嘱不得执行，一旦医嘱执行有误不得隐瞒，立即通知相关人员并采取必要措施。原则上不执行口头医嘱，紧急情况下执行抢救口头医嘱时，护士必须复述并保留空瓶，以便抢救完后核对，抢救结束，及时通知相关人员开出医嘱。

（3）加强对昏迷及意识不清人员的管理，躁动不安者应使用床档或四肢约束带约束，以防坠床等意外事件发生。严格执行护理分级管理的相关制度，按时巡视病房。

（4）对有自杀倾向的老人应通知家属、值班医生、护士长，并做好记录，加强心理护理，严格执行交接班及巡视制度。

（5）严格遵守毒麻药品管理制度，杜绝安全隐患。加强消防安全管理及消防意识的宣传，责任落实到人，及时排查不安全隐患，所有工作人员必须掌握消防应急事件的处理。

（6）保持地面清洁干燥，必要时放置"防滑警示"，以防老人摔伤。

（7）在对老人实施降温或保暖措施时，应经常巡视病房，以防冻伤或烫伤老人。

（二）老人坠床、跌倒风险评估及处理预案

（1）危险因素的高危群体，根据院内《住院老人跌倒（坠床）危险因素评估记录单》进行评估，并采取相应预防措施。

（2）护士在护理意识不清、躁动不安、癫痫发作、老年痴呆、精神异常的老人时，必须用床栏或约束带保护，并做好交接班。

（3）做好安全宣教工作，对长期卧床的体质虚弱者、近期有跌倒史（1周内），以晕厥、昏蒙为主要症状者、经常发生体位性低血压者、肢体活动受限、视觉障碍及年老体弱等老人，护士应告知其起床或行走时应动作缓慢或由护士（按铃呼叫护士）陪伴。

（4）给存在发生跌倒、坠床危险因素的高危老人测量体重时，护士必须守护在旁，不得离开。

（5）做好入院宣教，告知老人住院期间、起床活动时穿防滑鞋。外出检查有专人陪同，检查前更换外出鞋，为行动不便者准备轮椅。

（6）夜间应开启地灯，保持房间、走廊和地面清洁、干燥、平整、完好、通道内不随便堆放物品，以免影响人、车通行。后勤保洁员拖地后应放置"小心地滑"的警示牌。

（7）夜班护士加强巡视，必要时为老人准备床栏并拉起。

（8）对服用抗精神病药物和特殊药物者（如安眠药、降糖药、降压药等）应加强观察。

（9）一旦老人出现跌倒、坠床等事件，应立即通知管床或值班医生，报告护士长，护士长接到报告后要及时评估事件发生后的影响，如实上报护理部。

（10）当班护士协助医生对老人进行救治及伤情的判断，遵医嘱落实各项治疗和护理。

（11）护士长组织对意外事件发生的过程及时调查研究，组织科内讨论，分析原因并提出改进意见或方案。护士长将讨论结果和改进意见或方案报送护理部。

（12）附：预防跌倒流程图。

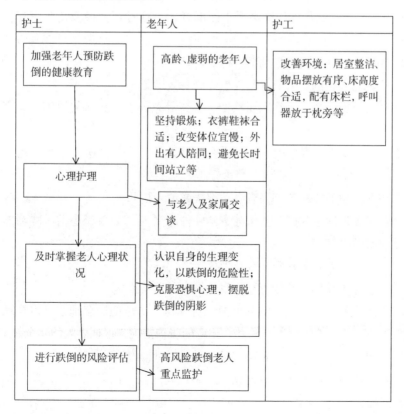

（三）老人跌倒、坠床等意外事件的报告制度

（1）老人一旦发生跌倒、坠床等意外事件，当班护士应立即上报科室护士长，由护士长立即汇报护理部，同时填写医疗（安全）不良事件报告表。报表内容包括跌倒、坠床等意外事件发生的具体时间、地点、经过、原因及事后处置情况，对老人造成的影响和采取的补救措施。护理部详细了解具体情况后，督促整改。

（2）设置报告的原则，鼓励主动报告，坚持非处罚性主动报告的原则，促进不良事件的良性转归。

（四）伤情认定及处理

1. 伤情认定

（1）一级：不需或只需稍微治疗与观察的伤害程度。如擦伤、挫伤、不需要缝合的皮肤小的撕裂伤等。

（2）二级：需要冰敷、包扎、缝合或夹板固定等医疗处理、护理处置或病情观察的伤害程度。如扭伤、大或深的撕裂伤等。

（3）三级：需要医疗处置及会诊的伤害程度。如骨折、意识丧失、精神或身体状态改变等。此伤害程度会严重影响老人治疗过程及可能造成医疗住院天数延长。

2. 处理：根据跌倒应急预案进行处理。

3. 防范老人跌倒、坠床等意外事件的有效措施

（1）主动告知老人及其家属跌倒、坠床等意外事件风险的原因、危害和预防方法。

（2）走廊扶手、卫生间及地面设有防滑设备；洗手间摆放"小心地滑"的警示标示，刚拖过的地面应放上警示标志。

（3）对行动不便的老年人应主动搀扶或请人帮助。

（4）对容易发生跌倒、坠床等意外事件的老人（如意识不清、躁动的患者等）要求家属留陪。

（5）运送老人时用好安全带及护栏。

4. 防止老人跌倒、坠床等意外事件发生的监管措施

（1）防范意识的教育：使每个护士自觉建立防范的安全理念，重视预防跌倒、坠床等意外事件的发生，并做好相应的防护措施来保证老人的安全。

（2）要求机构人员、患者及家属注意保持机构内地面干燥。

（3）每位当班护士必须对有跌倒、坠床高危因素的老人进行风险评估，加强防护措施。

（4）加强与老人及家属间的沟通，保证老人安全。

（5）每月应对发生跌倒、坠床等意外事件进行数据收集和事件分析，组织科内讨论，提出预防与整改措施，减少跌倒、坠床等意外事件发生率。

5. 工作流程

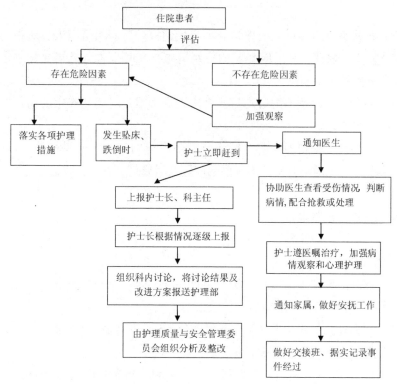

（五）重点环节应急管理制度

（1）应设立突发事件应急处理领导小组，相关领导（主任或护士长）担任总指挥，负责对相关治疗用药、护理安全、执行治疗操作、标本采集等重点环节的应急情况进行管理。

（2）在护理工作中的关键环节管理上，应该有严格的规章制度、规范的抢救流程，在突发重点环节应急处理中，应该实行统一领导、统一指挥、责任追究。

（3）机构应组成应急领导小组，应急领导小组由机构内各职能部门相关负责人组成，进行责任分管，组织应急梯队。各职能部门在各自职责范围内需做好应急处理的相关工作。

（4）对于护理工作中重点环节的应急管理应当遵守预防为主、常抓不懈的方针，贯彻依靠科学、统一领导、反应及时、措施果断、加强合作的原则。

（5）应建立重点环节日常监测，做好各个班次的交接班工作。应该加强护士抢救能力的训练，加强对护士安全意识的教育。做好护士的培训及演练，采取护士考核达标上岗的管理方法，做到人人知晓机构内应急上报流程及应急预案，确保监测与预警系统的正常运行。

（6）任何个人对突发事件不得隐瞒、缓报、谎报或者授意他人隐瞒、缓报、谎报。

（7）机构突发事件应急处理领导小组接到报告后应当组织人员对报告事项进行调查核实、取证，并采取必要的控制措施，及时报告调查情况并决定是否启动突发事件的应急预案。

（8）突发事件应急预案启动后，机构人员必须及时到达规定的岗位，服从统一指挥、调动。

（9）机构内应根据事件的关键环节管理出现的问题，组织相关人员分析、讨论，认真总结原因，对实施中发现的问题及时修订、补充，改进工作。

四、绩效考核管理

（一）绩效考评及要求

1. 绩效考评说明

（1）评分由考评小组负责，实行累计扣分，即一人一时一事一扣分。打感情分或乱打分的追究打分者责任。

（2）奖金计算方式：当月奖金 = 考评分 × 3 元 + 奖励分 × 4 元。管理人员与一线技术操作人员奖励性绩效工资分别核算。

（3）低于 80 分取消当月奖，75 ≤ 得分 < 80，扣 5% 工资，70 ≤ 得分 < 75，扣 10% 工资，65 ≤ 得分 < 70，扣 15% 工资，依次类推。

（4）院长、会计等因有些指标需半年或全年才可评定，每月暂提奖金的5% 与此挂钩，待年终时依据评定结果发放。

（5）为使绩效考核方案更具激励机制，最大限度地保证职工的利益，一是一线工作人员实行业务管理指标全年核算，如当月业务管理指标不达标先扣分，但允许全年核算，如全年核算达标则补还当年所扣奖金；二是其他管理岗位等人员实行奖励分、扣分制：

自理区域一般运转；失能、半失能区域一般运转；康复疗养院传统、现代、临床按各自绩效考核方案计算每月奖金。尤为医养组负责人按个人业务或本组平均奖 1.2 倍，取其高。

失能、半失能管理区域护理人员的奖励分与相应临床医生的奖励分比值为3.5：5；康复疗养院护理人员的奖励分与相应科室临床医生的奖励分比值为 3：5；

自理区域护理人员的奖励分与相应科室临床医生的奖励分比值为 3：5；护士长按本组护士奖金的 1.2 倍。

机构内信息、药房、办公室、护理部、采购办、人事科、总务科、医保办、财务、收费、煎药等各职能科室按护理人员的平均奖励分值核算奖励分。

行政及特需岗位人员：以全院平均奖为基数，院长 2 倍，副院长及院长助理 1.8 倍，计财负责人（院务委员）1.6 倍，护理部负责人、办公室负责人、康复科负责人 1.4 倍，计财室副负责人、原病区护士长调护理部工作人员 1.2 倍。

注：所有人员扣分部分在奖励分中先扣。

（6）若有奖励或新增的奖励性绩效工资则基本上（如扣除部分节日补贴等其他费用）根据机构对每位职工全年的考评分予以核算、追加。

（7）为使各项业务管理指标尽量达标，财务人员应适时地为机构内各科室提供动态的数据信息，以便及时调整。

（8）对考评工作实施精细化管理，一是建立考评反馈制度，由考评小组将每月的考评情况及时反馈给各科室，利于各科室整改；二是建立点评制度，每月由院长组织考评小组成员对考核情况进行点评，以便考评结果更趋公平、公正、客观，对存在的问题给予及时分析、整改、解决。

（9）门卫、清洁工、机构护工、配膳员、洗衣房工人、园林养护及养殖工人由护士总长进行打分，奖金计算方式：300 元 × 考评分% = 当月奖金。

2. 机构内各科室绩效管理方案应包括以下部分：

（1）机构医生绩效管理方案。

（2）机构护士长绩效管理方案。

（3）病区护士绩效管理方案。

（4）机构药房绩效管理方案。

（5）机构康复科临床医生、传统、现代康复治疗医生绩效管理方案。

（6）机构康复科护士长绩效管理方案。

（7）机构康复科护士绩效管理方案。

（8）机构收费处绩效管理方案。

（9）机构信息科绩效管理方案。

（10）机构（国医堂）煎药室绩效管理方案。

（11）机构院长绩效管理方案。

（12）机构副院长、院长助理绩效管理方案。

（13）机构财务科负责人绩效管理方案。

（14）机构财务科绩效管理方案。

（15）机构 120 驾驶员绩效管理方案。

（16）机构医疗绩效管理方案。

（17）机构心理咨询室绩效管理方案。

（18）机构康复科护工绩效管理方案。

（19）机构病区护工绩效管理方案。

（20）机构食堂配膳员绩效管理方案。

（21）机构门卫绩效管理方案。

（22）机构护工、清洁工绩效管理方案。

（23）机构洗衣房工人绩效管理方案。

（24）机构保安绩效管理方案。

（25）机构水电维修技术人员绩效管理方案。

（26）机构裁缝员绩效管理方案。

（27）机构园林养护绩效管理方案。

注：以上绩效管理办法可根据机构实际情况酌情增减。

五、质量管理

（一）相关医疗质量与卫生安全管理制度

1. 机构内药品管理制度

（1）一般药品管理。

①机构内所有基数药品，只供应住院患者按医嘱使用，其他人员不得私自取用。

②机构内基数药品应指定专人管理，负责领药、退药和保管工作。

③定期检查药品有无变质、过期，药品做到防潮、避光。防止积压、变质，用药时注意检查药品的包装有无破损，药物有无沉淀、变色、变质，标签是否模糊等，发现异常立即停止使用并报药房处理。

④按药品的不同性质分类保管，贵重药品、毒麻药品要加锁保管，每班清点记录。

⑤用药前仔细检查药物的名称、剂量、用法、有无禁忌症，及是否需要做皮试，防止过敏反应等意外事件的发生。

⑥需要冷藏的药品（如：白蛋白、胰岛素等）要放在冰箱内，以免影响药效。

⑦老人的自备药物要做到专药专用，停药后及时退药。

⑧对机构内存放的药品要定期检查，并核对药品种类、数量是否相符，及

有无过期、变质现象。

⑨规范用药程序，认真执行医嘱，查牌护士应及时录入药物，取药人员要认真核对药单，有疑问时，必须核对清楚。

（2）麻精药品管理。

①机构内涉及麻醉、精神类药品只能供应住院人员按医嘱使用，其他人员不得私自取用、借用。

②麻醉药品、第一类精神药品实行专人保管、专柜加锁、专用处方、专册登记管理。

③麻醉、精神药品保持一定基数，每班交接，交接班时帐物相符，每班应清点签名。

④麻醉、精神类药品用量必须严格按处方限量执行，根据医生开医嘱及专用处方后，方可给该老人使用。麻醉药品、第一类精神药品使用后按规定保留空安瓿。用后凭处方及空安瓿向药房请领。

⑤建立麻醉药品、第一类精神药品使用登记本，注明老人姓名、床号、使用药名、剂量、使用日期、时间，护士用正楷字体签名。

⑥麻醉药品注射后的残余量，须监督销毁，并有记录。

2. 治疗室工作制度

（1）进入治疗室必须穿工作服，戴口罩及工作帽。严格执行无菌技术操作。

（2）保持室内清洁，每做完一项处置，要随时清理。每天消毒一次。除工作人员外，不许在室内逗留。

（3）器械物品放在固定位置，及时请领，上报损耗，严格交接手续。

（4）各种药品分类放置，标签明显，字迹清楚。

（5）剧毒药品与贵重药品加锁专人保管，严格交接班。

（6）无菌物品须注明灭菌日期，超过1周者重新灭菌。

（7）室内每天消毒，每月采样做空气培养，结果要有记录。

（8）清洁用具应专用。

3. 机构内卫生管理制度

（1）建立卫生管理责任制，机构内整体卫生由专职清洁工负责，床铺及床头柜由护理员负责。

（2）机构内各房间要求通风、无异味、无灰尘、无污迹及蜘蛛网，窗明地静，空气质量好，衣物摆放整齐；公共场所、绿化带做到无纸屑、烟头、杂物等垃圾；地板应确保防滑，各下水道要保持畅通及清洁。

（3）个人卫生做到"五勤"：勤洗手、勤剪指甲、勤洗澡、勤理发、勤洗衣服。禁止随地吐痰，禁止随地大小便，保持良好的卫生习惯。

（4）坚持一天一小扫、一周一大扫、每月不定期检查进行环境卫生评比。

（5）认真做好餐饮卫生管理，餐具每天做好餐后清洗消毒工作，残余食物应及时倾倒，老人未及时吃完的食物应放置冰箱保鲜，并及时给予加热便其进食。

（二）护理服务质量管理

1. 护理投诉制度

（1）凡是在护理工作中，因服务态度、服务质量及自身原因或技术而出现的护理工作缺陷，导致老人或家属不满，并以书面或口头方式反映到护理部或有关部门转回护理部的意见，均为护理投诉。

（2）护理部设专人接待护理投诉，认真倾听投诉者意见，使老人或家属有机会陈诉自己的观点，耐心安抚投诉者，并做好投诉记录。

（3）接待投诉人员要做到耐心细致，认真做好解释说明工作，避免引发新的冲突。

（4）护理部做好护理投诉专项记录，记录投诉事件的发生原因、分析和处理经过及整改措施。

（5）护理部接到护理投诉后，及时反馈，并调查核实，告之有关部门的护士长。相关科室应认真分析事发原因，总结经验，接受教训，提出整改措施。

（6）投诉经核实后，护理部可根据事件情节严重程度，给予当事人相应的处理：

①给予当事人批评教育。

②当事人认真做书面检查，并备案。

③向投诉人诚意道歉，取得老人或家属的谅解。

④根据情节严重程度交给医院违规违纪处理工作小组讨论处理。

（7）护理部应定期组织全院护士长总结、分析，并制定相应措施对全年无护理投诉的部门给予表扬。

（三）相关设备质量管理

1. 固定资产管理工作制度

（1）实行归口管理与岗位制结合起来，做到物物有人管，层层负其责。

（2）严格执行购置固定资产的审批权限和程序，严格执行固定资产的报废审批手续。

（3）各科室固定资产均设固定资产胶贴，固定资产账册，促使加强管理，防止闲置和利用不足，以做到投资少、收效快、效益高。

（4）定期清查盘点，定期进行核实，做到账贴相符、账物相符。

（5）对自制固定资产经核价、入库、发放，同时记入该使用科室的卡片，以准确反映固定资产的详细资料。

（6）遵守劳动纪律，坚守工作岗位，不得擅自职守，要经常保持室内外清洁卫生。

2. 常用仪器、设备和抢救物品使用制度

（1）定位放置：各种仪器、设备和抢救物品等放在易取放的位置，并定位放置、标识明显，不得随意挪动位置。

（2）定人保管：各抢救仪器有专人负责保管，所有护理人员均应具备识别主要报警信息的基本知识与技能。

（3）定期检查：

①每班专人清点记录，开机检查保持性能良好呈备用状态；

②保管人、护士长每周检查一次。

（4）定期消毒：监护仪、电缆、传感器使用后用250—500mg/L有效氯消毒液或75%酒精擦拭。

（5）仪器不得随意外借，经护士长同意后方可出借。

（6）定期保养：

①每日清洁一次；

②保养人每周清洁保养一次并记录；

③遇有问题时，应及时报维修。

（7）常用仪器、设备使用应急管理预案：

①心电监护仪突然出现故障应立即更换，必要时用手动血压计测量血压，立即通知设备科维修并做好标记，已坏或有故障的仪器不得出现在仪器柜内；

②除颤仪突然出现故障应立即更换，并立即通知设备科维修并做好标记，已坏或有故障的仪器不得出现在仪器柜内；

③中心吸痰装置突然出现故障应立即更换电动吸痰器或改用注射器抽吸吸痰法，不得中断患者抢救，并立即通知维修，已坏或有故障的仪器标记明显，不得出现在仪器柜内；

④简易呼吸器使用中若呼吸囊出现故障、漏气等应立即更换呼吸囊，已坏或有故障的仪器标记明显并通知设备科检修，已坏的抢救仪器不得出现在抢救室（车）内；

⑤输液泵使用中出现报警等故障，应立即检查报警原因，必要时更换输液泵同时通知设备科检修，已坏或有故障的仪器不得出现在仪器柜；

⑥若麻醉机使用出现问题时，用简易呼吸器代替，并立即更换麻醉机。

（8）附：常用仪器、设备和抢救物品使用流程。

使用前应先检查仪器、设备、物品等是否正常

↓

仪器设备运行期间，不得擅自离岗

仪器用完，将设备归位及时做好清理工作，填好使用记录

↓

检查仪器设备是否完好，签字

六、薪酬管理

（一）目的

本方案为员工提供了系统的薪酬管理政策及程序，使员工在本地的薪酬系统中得到公平的对待。

（二）责任

行政人事部负责本方案的执行与管理，机构总经理督办本方案的执行。

（三）原则

（1）按照各尽所能、按劳分配的原则，坚持员工平均实际收入增长幅度不超过本机构经济效益增长幅度。

（2）采取"基本工资＋岗位津贴＋综合补助＋绩效"的薪资结构，调动机构员工的积极性。

（四）薪资体系结构（以下表格内数据仅为参考）

1. 薪酬标准（见下表）

职　层	工资元/月									档差
	1 档	2 档	3 档	4 档	5 档	6 档	7 档	8 档	9 档	
院长级	5000	5600	6200	6800	7400	8000	8600	9200	9800	600
主任级	3000	3500	4000	4500	5000	5500	6000	6500	7000	500
经理级	2300	2700	3100	3500	3900	4300	4700	5100	5500	400
主管级	2100	2400	2700	3000	3300	3600	3900	4200	4500	300
技术员工	1800	2000	2200	2400	2600	2800	3000	3200	3400	200
一般员工	1000	1200	1400	1600	1800	2000	2200	2400	2600	200

注：不同职级的人员月薪适用于不同的薪资段范围，每个薪资段分成若干薪资等级，用于人员的定薪和晋级。

（1）底薪范围：

每一个职位分九个档差，相邻薪级之间的差额，成为档差。

机构对每一位新员工根据其过去经历、经验、所受的培训及教育确定相应的薪级。在特殊情况，如应聘该职位者具有特殊的才能或该职位在人才市场上难以聘到，或该职位要求任职者具有较高的专业技术及知识，机构将确定给其适宜的薪级。

（2）薪资标准的执行。

①机构每一职位都根据该职位的职务描述和职务名称而定。

②通常新进员工起薪都在该职位薪资水平在4档以下。

③员工薪资应在由机构人事部制定的薪酬系统内被确定。

④在得到机构总经理的批准后，人事部可修改或建立所有新的职务级别，改动职务名称或薪资的等级。

（3）底薪结构：

$$底薪 = 基本工资 + 职务津贴 + 综合补助 + 福利$$

①基本工资：基本工资参照当地职工平均生活水平、最低生活标准、生活费用价格指数和各类政策性补贴确定。

②岗位津贴：根据所任职务的不同，员工在与机构服务期间可享受机构给予的相应职务的补贴。

③综合补助：是机构每月为员工提供的交通补贴、通讯补贴等。

④福利（包括国家法定福利和机构福利）：

国家法定福利，指机构为正式员工购买的法定的社会统筹保险福利，包括：养老金、医疗保险、失业保险金和工伤。

⑤各职级员工底薪结构明细表：

以4档为例各职级员工底薪结构明细表见下表。

职位	月底薪	月薪结构			
		基本工资	绩效工资	岗位津贴	综合补助
院长级	6800	1400	600	600	4200
主任级	4500	1400	500	500	2100
经理级	3500	1400	400	400	1300
主管级	3000	1400	300	300	1000
技术员工	2400	1400	200	200	600
一般员工	1600	1400	200		

注：基本工资、绩效工资、岗位津贴为固定值。

（4）绩效工资。

绩效工资就是薪资的重要组成部分，不同的职级绩效工资不同，同级别绩效工资为定值。机构人事部作为绩效考核和修改标准的执行单位，随着机构的发展可实施修改绩效工资标准，需报总经理确认后方能执行。

绩效工资作为每月的变动工资，依据考核结果发放。

（5）月薪划分。

由于基本工资、岗位津贴、绩效工资为定值，月底薪的划分按基本工资、绩效工资、岗位工资、综合补助依次划分。

（五）薪资调整

为吸引并保留合格的人才，机构将在与同行业企业的普遍薪酬范围内保持竞争力的同时，给予员工与市场基本相符的薪酬。机构每年将进行一次薪酬福利调查评估，以明确及决定本机构在本地区行业相同（似）职位能提供的薪酬福利所具有的竞争性。由此，机构人事部将在总经理的批准下对"员工薪资标准"的调整进行考虑。

1. 薪资调整的依据

（1）机构盈利状况。

（2）同行业薪酬增幅水平。

（3）通货膨胀率。

2. 薪资调整流程

（1）相关报告。

工资调整说明表、部门工资调整补发表、员工个人工资调整说明表、员工个人调整审批表、工资级别调整单。

（2）薪资调整流程示意图（如图4-1）。

3. 员工薪资调整

根据员工的工作能力、工作表现情况，机构将对员工个人的薪资进行调整，职位变动包括：晋升、职别的调升、降职和平行调级。

（1）晋升：员工晋升是职级调整至更高级别，对其职责、对复杂问题的处理能力及责任度都有更高的要求。与职别调整至更高相比，晋升是指在工作职务、工作领域及其所要管理的范围都有变化。

（2）职别的调升：职别的调升是指员工在原来的较低职别中积累了一定的时间及工作经验后，其现在的职务从较低职别上升到较高职别，相应的工作技巧及责任度都要有所提高。通常地，职别的调升因其职务的名称、工作领域及管理范围的无变化而有别于职级的调升。

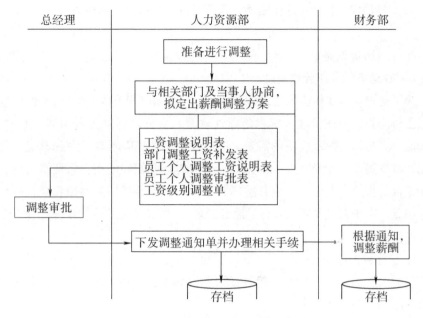

图 4 -1　薪资调整流程示意图

（3）降职：为了避免员工被解雇或为了调整其薪金的竞争性，将员工从较高职级或职别调整至较低位置。此调整并非只是基于员工的个人绩效而进行，也不一定是薪金的降低，但通常地在降职后员工的薪金应该在其新的职级或职别的薪金范围内。

（4）平行调级：平行调级指员工从现处职级或职别调到一个相同水平的职级或职别上。通常情况下，其薪金的变化或无变化要根据其调级的具体情况而定。通常地，在管理层还未做出正式决定前，员工将不会得到任何通知。

（5）基于能力调薪：机构认可的与工作相关的能力会带来调薪机会。这些专业技能应该是机构业务需要的，机构能够认可的。

（6）其他的情况的调薪：比如，机构对岗位重新评估、机构薪资结构调整、员工调派、临时工作任务等。

（六）薪资的发放（以下内容仅为参考）

1. 薪资月

从每月 1 日到月底为计算薪金的时间。

2. 付薪日

（1）机构规定每月 15 日为机构的发薪日，发放上月工资，遇节假日适当提前或顺延。

（2）机构定期打印个人工资条，作为月度支付清单以备核查。

七、后勤管理制度

（一）总务科工作管理制度

为了更好地落实机构内管理评价中对总务后勤工作的要求"后勤保障满足临床工作需要，为住院老人提供治疗饮食及其衣食住行的各种保障，其种类、质量能够满足其治疗及生活的需要。同时规范化管理应本着'节约开支，合理使用，减少漏洞，杜绝事故'的原则，合理进行调配和使用，保证机构后勤管理在正常工作及老人生活中充分发挥服务作用。职工对相关器械和设备的维修服务满意；工作人员及老人对后勤服务满意。"做好全院的后勤保障工作，制定以下工作制度。

1. 总务科工作制度

（1）总务科要牢固树立为第一线服务的思想，坚持下修、下送、下收、上门服务的态度，提高工作质量。

（2）及时迅速、保质保量地组织好机构的财务管理、物资供应、设备维修、房屋修建、院容卫生等工作，保证医、养、教、研、防等工作的顺利进行。

（3）制定年度、月度工作计划，检查督促落实情况。

（4）每月召开科务会议，讨论工作计划，研究总务科的重大问题。

（5）每周安排监督落实后勤保障工作，全面掌握各科室对总务工作的要求。

（6）每月进行一次全院安全检查，发现问题及时解决。

2. 总务科巡视制度

（1）定期组织后勤部门人员深入各病区巡视查房。

（2）征求护士长对总务科工作的意见和要求，并做好记录。

（3）通过巡查发现需解决的问题应尽快落实或限期解决，一时难以解决的应向相关部门说明情况。

（4）在查房中经常向相关部门工作人员宣传加强各类设施的管理，做好节水、节电、爱护公物的宣传教育工作。

3. 总务科技术工人培训制度

（1）从事技术工作工人均应进行岗位培训，经考试合格后持证上岗。

（2）总务科应推荐工作表现较好、符合条件的技术工人进行等级工培训。

（3）从事特殊工种的技术人员均须按国家劳动人事部门有关规定持证上岗，并定期复训。

4. 机构物资采购制度

（1）物资采购必须根据部门需求，按申请计划采购。

（2）各部门必须按周向总务科提出申请物品计划，并根据部门的要求，填写好物品名称、数量、规格、质量、价格等。交仓库保管员统计，由分管副院长审批后，经院务会通过决定采购，严格贯彻执行政府采购法、招标投标法、合同法等政府采购法规、政策和条例决定采购方式，再交由采购办负责采购。

（3）物资采购计划必须是每周必要的用品，不得超数量，以免造成挤压和浪费。

（4）急需用品、设备由科室负责人填写好设备申请表，并写明原因、申请数量、规格、大约价格等，交分管领导审批，经院务会通过决定采购后交采购办解决。

5. 房屋管理制度

（1）全院房屋由总务科负责管理，业务用房未经总务科同意不得改变其用途、结构、内部设备、水电等设置。

（2）房屋通道、走廊等公共场地不得堆放杂物，服从总务科管理，严格执行安全防火和卫生制度。

（3）室内禁止使用煤炉、电炉，违者除没收炉具外，发现者严格按照绩效考核方案惩罚，对发生火灾或用电安全事故要追究责任。

（二）总务科物资发放管理制度

根据机构的工作安排及后勤物资保障供应的要求，为了规范化、制度化，体现一切为机构一线服务的宗旨，减轻养护人员管理的负担，改善后勤人员的服务质量，特制定以下规定。

（1）各科制定的物资需求计划于每周五前列出清单，由科室负责人向总务科报单，于下周二前组织各科室领用清点物品。

（2）科室临时性应急物品，做到以最快的速度给予解决，因条件限制，当场不能解决的，要及时向各级领导汇报，待批准后及时解决。

（3）定期或不定期到科室进行走访，对后勤服务及保障工作情况进行了解、调查、分析，发现问题及时进行整改，调整工作计划。

（4）对各科的办公家具要及时检查，达不到要求的要及时更换和调整，保证科室的工作条件，要加强固定资产的管理工作，杜绝一切不必要的浪费，服务于临床一线。

（三）后勤物资采购管理制度

为了规范采购行为，保证采购质量，控制采购价格，提高采购效率，特制定本制度。

1. 加强领导

（1）设立物资采购管理领导小组，由院长、副院长、计财科科长等组成。物资采购领导小组是机构物资采购的领导机构，负责对物资采购的程序、采购物资的质量、价格等进行监督。

（2）成立物资采购管理小组，由分管副院长负责、总务科、采购员组成。物资采购小组是机构物资采购的实施部门。

2. 采购计划和审批

机构各部门所需采购的物资（金额在1000元以上）必须先提出采购计划，报需要采购部门负责人、分管副院长审批后，经院务会决定通过后交给物资采购小组集中采购。

3. 采购原则与方式

（1）采购物资本着公平、公正、公开的原则，实行阳光采购；必须坚持秉公办事、维护机构利益的原则，本着处处节约的原则，并综合考虑质量、价格及售后服务等方面，择优选购。

（2）采购的方式：包括公开招标、邀请招标、询价比价采购、竞争性谈判等方式，采购办严格按照相关规定采取不同的形式进行采购。

（3）在采购物资时，要坚持勤跑多问，坚持集体谈价，真正采购价廉物美、质量可靠、经久耐用的物品。

（4）采购办在接到经过审批的采购计划后应迅速组织相关人员限期将所需物资采购到位，不得拖延，避免影响工作。

（5）采购人员应认真检查物资质量，力求性价比最高，如因失职而采购伪劣产品，采购人员应负一定经济责任。

4. 采购物资的登记和领用

物资采购发票应先由物资、采购人员、总务科及其相关部门签字后，再由分管采购副院长签字认可，最后给院长审批报销.

5. 注意事项

（1）对入库物品要详细检查数量、规格、质量品种，是否与订货合同或采购计划相符。

（2）对照发票验收入库，严格把好产品质量关，对品质的产品要及时退货，严禁入库。

（3）凡购买固定资产设备，由使用科室和有关部门共同验收，财产会计及时建立账目。

（4）物资和设备物品购进，要及时验收入库，做到账物相符。

（5）物资验收入库后分类，妥善保管，落实防火、防霉、防损坏措施，以确保物资安全。

第二节　医养健康机构的常见服务内容

一、护理

（一）分级护理

1. 特级护理

（1）护理对象：病情具备下列情况之一的，可为护理对象：

①病情危重，随时可能发生病情变化需要进行抢救或极度虚弱的老年患者。

②重症监护老年患者。

③各种复杂或者大手术后的老年患者。

④严重创伤或大面积烧伤的老年患者。

⑤使用呼吸机辅助呼吸，并需要严密监护相关病情的老年患者。

⑥其他有生命危险，需要严密监护生命体征的老年患者。

（2）护理要求

①安置老年患者于危重监护室或单人相关病室。24小时专人护理，班班交接；建立危重老年患者护理记录单，记录规范。

②备有各种抢救仪器和药品。严密观察病情，随时测量生命体征等指标，观察呼吸机、心电监护仪等运行情况，并做好记录。

③按医嘱及时正确实施治疗、给药、收集各种标本。

④保证各种导管畅通、清洁，按时更换引流袋（瓶），详细记录引流量及色泽，必要时消毒处理。

⑤保持呼吸道通畅，及时吸痰，老人病情允许要拍背排痰。

⑥遵医嘱对已进行气管切开手术者进行常规护理，如：每天更换切口敷料及定时消毒内套管等。

⑦做好老年人群心理护理、卫生及健康指导。

⑧基础护理和生活护理内容：

a. 洗脸、口腔护理和头发护理（梳头）每天 2～3 次。

b. 床边擦浴每日 1 次，包括洗脚及会阴护理等。

c. 每日更换床单，有污染随时更换（尤其是病情允许）。

d. 预防褥疮护理每日 2 次，老人病情允许建立翻身卡，每 2 小时翻身一次并记录，保持老人患者的舒适和功能体位。

2. 一级护理

（1）护理对象。

①老人病情趋向稳定的重症患者。

②按合作医院要求，特大手术 7 天以内，各大、中手术后 1～3 天内或者处于治疗期间需要严格卧床的老年患者。

③生活完全不能自理且病情不稳定的老年患者。

④生活部分自理，病情随时可能发生变化的老年患者。

（2）护理要求。

①严密观察病情，每小时巡视老年患者。

②按医嘱及时执行各种治疗和护理，收集各种标本，送药到病房。

③晨、晚间护理每日各 1 次（湿扫床、洗脸、漱口、刷牙、梳头、洗脚或擦澡等）。

④口腔护理：有手术患者每日 2 次，对清醒且禁食的老年患者指导其每日刷牙漱口一次。

⑤预防褥疮护理：有手术患者每日 2 次；必要时建立翻身卡，不能自行翻身的卧床老年患者每 2 小时协助翻身一次。

⑥保持各种引流管通畅、清洁、消毒，定期更换并记录引流及色泽等。

⑦协助完成就餐、服药、功能锻炼等。每周更换被褥一次，随脏随换。

⑧做好心理护理、健康教育，有爱伤观念，做好出院指导。

3. 二级护理

（1）护理对象：已经脱离危险期，病情较稳定，还不能完全生活自理者；年老体弱、慢性病不宜多活动者；大、中手术后病情稳定者。

（2）护理要求

①注意观察相关病情变化，每 2 小时巡视老年患者。每天定时测 T、P、R，按医嘱测血压，并做好记录。

②按医嘱正确执行各种治疗与护理，协助指导晨晚间护理，督促个人卫生，送药到房间。

③保持导管的通畅，如留置导尿患者，每天更换引流袋，并清洗导尿口，

收集各种标本。

④根据病情协助老年患者每天在床上或者床边轻微活动。

⑤生活不能完全自理者协助或指导就餐、个人卫生及二级护理，指导其剪指（趾）甲，每周测体重一次。

⑥每周换床单被褥一次，随脏随换。

⑦做好心理护理、健康教育，有爱伤观念，做好出院指导。

4. 三级护理

（1）护理对象：老年慢性患者；择期去手术的老年患者或术后恢复期；能下床活动、生活自理者。

（2）护理要求。

①每 3 小时巡视老年患者，掌握其病情及活动情况。

②按医嘱执行相应治疗，收集各种标本，送药到房间。

③每天测 T、P、R 一次，按病情及医嘱测血压，并做好记录。

④协助做好晨晚间护理。注意关心老年患者饮食及休息情况。督促其做好个人卫生、修剪指（趾）甲。每周测体重一次。

⑤每周更换床单一次，并随脏随换。

⑥督促遵守院规，做好心理护理、健康教育及出院指导。

⑦协助送水、送饭。

（二）输液

（1）严格执行给药查对制度，按照规范为老年患者实施静脉输液操作，保证配药质量，保证操作规范，保证老年患者得到安全的静脉给药。

（2）负责对老年患者输液过程巡视观察、及时发现、处理老年患者在输液过程中的异常情况，及时更换输液液体。

（3）对输液老年患者的巡视，一级的每 15～30 分钟巡视一次，病情稳定患者可 30—60 分钟巡视一次，特殊患者和液体量小的患者要随时巡视，及时发现患者在输液过程中出现的病情变化和异常情况，避免液体输毕老年患者恐慌或进入静脉气体造成空气栓塞。

（三）应用保护性约束管理

（1）保护性约束通常是指在医疗过程中，医护人员针对老年患者病情的特殊情况对其紧急实施的一种强制性的最大限度限制其行为活动的医疗保护措施。

（2）为老年患者实施保护性约束前，必须进行充分评估，严格掌握保护性约束的指征，如有创通气、各类插管、引流管、精神、意识障碍，治疗不配合等情况。

（3）对清醒的老年患者需实施保护性约束时，应向其告知约束的必要性，取得相应的配合。

（4）对昏迷或精神障碍患者，先向家属告知必要性，取得家属的理解和配合后实施约束，防止坠床，保证老年患者安全。

（5）为老年患者实施保护性约束时，应注意严格做好约束处皮肤的护理，防止不必要的损伤。

（6）对昏迷或精神障碍老年患者，若家属不同意保护性约束则需要签字，护理人员更须加强巡视。

（四）危重老年患者管理

1. 危重老年患者风险评估

对危重老年患者进行科学的评估，协助医生做出科学的治疗计划，当其病情变化时，护理人员应当及时进行风险评估及处理，保障危重老年患者生命安全，结合院内实际情况，制定危重老年患者风险评估制度。

（1）评估对象：

①新入院的危急重症老年患者；

②住院期间突发病情变化的老年患者。

（2）评估形式：

根据老年患者病情变化及时评估。

（3）评估程序：

①主管护士对危重老年患者进行护理风险评估，及时填写护理记录，危重老年患者发生病情变化时，应立即上报相关医师并协助处理。

②危重老年患者发生特殊情况，主管护士难以评估及处理时，应及时向护士长请示，必要时可申请护理会诊，进行集体评估。

③所有的评估结果应告知老人或其委托人，老人不能知晓或无法知晓的，必须告知老人委托的家属或其直系亲属。

④对症状危急、有生命危险的老年患者延时评估，实行先抢救后评估，评估时以保证患者安全为原则。

⑤护理部定期实施检查、考核、评价和监管危重老年患者护理风险评估工作，对考核结果定期分析，及时反馈，落实整改，保证护理质量。

2. 危重老年患者报告

（1）对危重老年患者进行抢救治疗，护士长应及时向护理部报告，以便护理部掌握情况并协调协助各方面的工作，使老年患者得到最佳的护理。

（2）报告程序及时间：

①房间有危重老年患者时，当日由责任护士或主班护士报告护士长；

②护士长接到报告后，立即报告护理部；

③护理部接到报告 24 小时内由专职人员到房间查看老年患者，检查记录指导协调护理工作。

3. 危重老年患者护理常规

（1）根据老年患者病情执行分级护理制度，安置老年患者适宜卧位。

（2）严密观察病情变化，做好抢救准备：护士须密切观察老年患者的生命体征、意识、瞳孔及其他情况，及时、正确地采取有效的救治措施。

（3）保持呼吸道通畅：清醒老年患者应鼓励定时做深呼吸或轻拍背部，以助分泌物咳出；昏迷老年患者应使头偏向一侧，及时吸出呼吸道分泌物，保持呼吸道通畅。并通过咳嗽训练、吸痰等，预防分泌物淤积、坠积性肺炎等。

（4）加强临床护理，落实生活护理。

①眼部护理：对眼睑不能自行闭合者应注意眼部护理，可涂眼药膏或覆盖油性纱布，以防角膜干燥而致溃疡、结膜炎。

②口腔护理：保持口腔卫生，增进食欲。对不能经口腔进食者，应先做好口腔护理，防止发生口腔口腔溃疡、口臭等。

③皮肤护理：做到"六勤一注意"，即：勤翻身、勤观察、勤擦洗、勤按摩、勤更换、勤整理，注意交接班。

④肢体被动训练：病情平稳时，应尽早进行被动肢体运动，如肢体伸屈、内收、外展、内旋等活动，每天 2～3 次，并同时按摩，以促进血液循环，增加肌肉张力，帮助恢复功能，预防肌肉萎缩、关节僵直和足下垂的发生。

⑤补充营养和水分：协助自理缺陷的老年患者进食，对不能进食者，可采取鼻饲或完全胃肠外营养。对大量引流或体液丧失等水分丢失较多的老年患者，应注意补充足够的水分。

⑥保持各类导管通畅：注意妥善固定、安全放置各种引流管，防止扭曲、受压、堵塞、脱落，保持其通畅。同时注意严格无菌技术，防止逆行感染。

⑦确保老年患者安全：对谵妄、躁动和意识障碍的老年患者，要注意安全，合理使用防护用具，防止意外发生。对牙关紧闭、抽搐的老年患者，可用牙垫、开口器，防止舌咬伤，并及时准确执行医嘱，确保老年患者的医疗护理安全。

⑧心理护理：危重老年患者常常会表现出各种各样的心理问题，如突发的意外事件或急性起病的老年患者表现为恐惧、焦虑等；慢性病加重的老年患者，表现为消极、多疑等。因此，在抢救其生命的同时，护理人员还须做好心理护理。

4. 危重老年患者抢救

（1）要求：保持严肃、认真、积极而有序的工作态度，分秒必争，抢救老年患者，做到思想、组织、药品、器械、技术五落实。

（2）病情危重须抢救的老年患者，方可进入监护室或抢救室。

（3）一切抢救物品、器材及药品必须完备，定人保管，定位放置，定量储存，所有抢救设施处于应急状态，并有明显标记，不准任意挪动或外借。护士须每日核对一次物品，班班交接，做到账物相符。

（4）工作人员必须熟练掌握各种器械、仪器的性能及使用方法和各种抢救操作技术员，严密观察病情，准确及时记录用药剂量、方法及老年患者状况。

（5）当老年患者出现生命危险时，医生尚未到前，护士应根据老年人病情给予力所能及的抢救措施，如及时给氧、吸痰、测量血压、建立静脉通道、进行人工呼吸和心脏按压。

（6）参加抢救人员必须分工明确，紧密配合，听从指挥，坚守岗位，严格执行各项规章制度和各种疾病抢救规程。

（7）抢救过程中严密观察病情变化，对危重的老年患者应就地抢救，待病情稳定后方可搬动。

（8）及时、正确执行医嘱。医生下达口头医嘱时，护士应当复诵一遍，抢救结束后，所用药品的安瓿必须暂时保留，经两人核对记录后方弃去，并提醒医生立即据实补记医嘱。

（9）对病情变化、抢救经过、各种用药等，应详细、及时、正确记录，因抢救老年患者未能及时书写病历的，有关人员应当在抢救结束后 6 小时内补记，并加以注明。

（10）及时与老年患者家属或单位联系。

（11）抢救结束后，做好抢救记录小结和药品、器械清理消毒工作，及时补充抢救车药品、物品，并使抢救仪器处于备用状态。

5. 危重老年患者安全管理措施

（1）危重老年患者入院、转科由所在科室的护士，先电话通知接收科室，并护送老年患者至房间。接收科室护士接到电话后立即通知相关所需医生、准备好房间及抢救用物，并做好老年患者病情交接。

（2）认真落实分级护理制度。

（3）危重老年患者出科做任何检查应由医护陪同前往。

（4）遇急、危重老年患者病情发生异常，若医生不在场，护士除立即通知其外，应迅速根据患者的情况采取各种抢救措施，如吸氧、吸痰、建立静脉通道等。

（5）配合医生抢救时，护士应做到沉着、冷静、敏捷，并注意语言严谨，避免引起不必要的纠纷。

（6）对谵妄、躁动和意识障碍的老年患者，合理使用防护用具，防止意外发生。对牙关紧闭、抽搐的老年患者，可用牙垫、开口器，防止舌咬伤，同时暗化房间，避免因外界刺激引起抽搐。

（7）危重老年患者抢救时，尽量避免其家属在场，以免影响抢救工作的进行，必要时通知家属，听取家属意见。

（8）做好基础护理，严防护理不当而出现并发症。

（9）护士在工作中严格执行三查七对制度，准确执行医嘱，确保老年患者的医疗护理安全，并保持工作的连续性，严格交接班，同时做到谁执行，谁签字，谁负责。

（10）加强巡视房间，严密监测老年患者生命体征，及时准确地记录病情，严禁对相关病历进行涂改、隐匿、伪造、销毁等。

6. 危重患者护理操作流程

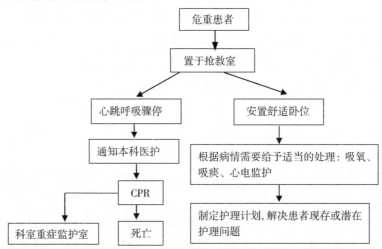

（五）危重老年患者护理质量管理

（1）危重老年患者的护理应由工作能力强、临床经验丰富的护士负责，随时观察患者病情。发现病情变化应及时通知医生并给予相应处理。

（2）严格执行查对制度和抢救工作制度，采取积极有效的防范措施，防止差错事故的发生。

（3）危重、躁动老年患者的病床应有床档防护，必要时给予适当约束，避免坠床。

（4）及时、清晰、准确地做好每位危重老年患者的护理记录并签名。

（5）做好老年患者基础护理及专科护理。

（6）保证各种管道畅通并妥善固定，防止管路滑脱。

（7）护士长每日检查危重老年患者的护理质量，发现问题及时指出并督导整改，每两周分析危重老年患者护理质量，制定整改措施并加强落实，保证护理质量持续提高。

（8）护理部定期对危重老年患者护理质量督导、分析与整改，保证危重老年患者护理质量的持续提高。

（六）护理抢救

（1）科室内遇危重患者抢救时，护士长必须亲临现场参加抢救工作。

（2）参加抢救工作的护理人员，必须密切配合医生的工作，全力以赴、分秒必争、忙而不乱、严肃认真、细致准确，各种记录及时全面。

（3）护理人员必须无条件执行主持抢救工作医生的医嘱，并严密观察病情变化，随时将医嘱执行情况和病情变化报告主持抢救者，执行口头医嘱时应复述一遍，并与医生核对药品后方可执行，防止发生差错事故。

（4）严格执行交接班制度和查对制度，对病情抢救经过及各种用药交接班时进行详细交代，所用药品的空安瓿经两人校对并记录后方可扔弃。各种抢救药品、器械用后应及时清理、消毒、补充，物归原处，以备再用。

（5）及时、认真向老年患者家属做好心理疏导工作，以取得家属的配合。

（6）附：护理单元抢救车管理办法

①抢救车须由专人管理，各种药品、物品种类及数量按抢救需要进行配置，并定位放置。

②抢救车放置位置固定，不得随意变动。各值班人员要熟练掌握抢救车内备用药品、物品情况并熟练应用。

③对于抢救任务重，抢救车使用频次较多的护理单元，采用"每班交接"的方法进行管理，保管人及护士长每周检查一次抢救车的管理落实情况，并做好记录。

④对于抢救任务相对较轻，抢救车使用频次较少的护理单元，采用封条管理办法。

第一，在不改变抢救车结构、内容的情况下，用"封条"将抢救车的上盖、抽屉等相关位置进行粘贴，封条上注明封闭时间、有效期，并做醒目标示"非抢救老年患者勿用"，封闭责任人及核对人签字。

第二，抢救急、危老年患者时，撕下封条取用物品；抢救结束后，及时清理用物，做好补充。如夜间使用，须做好交接和记录，次日立即补充，由两人核对后贴上封条，注明封闭时间并签字，同时做好记录。

第三，在未使用的情况下，每周治疗护士、保管人及护士长一起对抢救车内的药品、物品进行检查、整理并按需增补，然后重新封闭并注明检查人员及封闭时间，同时做好记录。

第四，对于抢救任务时多时少，抢救车使用频次时高时低的护理单元，护士长可以根据实际情况采取两种方式相结合的方式进行管理，并做好转换管理时间的记录。

第五，封条由护理部公布统一格式，各护理单元自行下载打印。

第六，抢救车内药品要求在失效期前 3 个月与药房联系更换；由于科室原因造成距失效期小于 1 个月的，由护理单元承担药品成本；由药房原因造成药品、物品过期的由药房自行承担药品成本，以确保药品质量。

第七，不按照本办法执行者，按照绩效考核给予扣除相应绩效考核分。

（七）防导管滑脱管理

1. 导管护理

（1）保持管道的密闭和无菌：引流的整个装置须衔接紧密，避免渗漏。按无菌操作原则更换引流袋，平时注意引流袋的位置勿高于引流管出皮肤处，以防引流液倒流增加感染机会。

（2）妥善固定：引流管出皮肤处必要时用缝线固定，引流关及引流袋应妥善固定在床旁，固定时为老年患者活动、翻身留有余地，对老年患者进行各项操作时勿拉紧引流管，以免将引流管拉脱。

（3）保持引流通畅：护理工作中须随时调整引流管道的位置，以免发生折叠、扭曲等现象，若管道内部堵塞，应及时与医生联系，进行相应处理。

（4）按要求进行巡视，严格交接班，观察、记录引流液的色、质、量，检查导管位置、深度、固定方法及引流情况。每班交班，发现异常及时报告医生。

（5）各类导管一旦脱出，应及时汇报医生，协助采取必要的补救措施。事后及时填写《不良事件上报表》。

2. 管道防护措施

（1）置管后，在体外贴好标识，经常巡视，防止管道脱出。各班应床头交接管道的位置及通畅情况。护士对老年患者安置的各种引流管应妥善固定，防止脱落。

（2）向老年患者及家属说明留置导管的目的和重要性，告知其保持管道的功能位置，避免导管受压，翻身时注意勿牵拉。

（3）全面评估老年患者病情，对意识不清、躁动患者，应有专人看护或进行肢体约束，以免老年患者自行拔出。

（4）一次性引流袋应按要求更换，更换时对接口处彻底消毒后，再进行连接，预防逆行感染。

（5）对外出做检查或下床活动的老年患者，应认真检查导管接口处是否衔接牢固，并告知引流袋要低于造口处。

（6）护士应按分级护理及时巡视病房，认真观察引流情况，注意引流液的色、质及量，并保持通畅。仔细观察导管接口处是否固定良好。

（7）一旦发生导管接口处脱落，应立即将导管反折，对导管接口处导管两端彻底消毒后，再进行连接，并做妥善固定。如胃管不慎脱出，应及时检查老年患者有无因胃管内容物流出造成呛咳或窒息。

（8）认真观察老年患者病情，做好生命体征监测。出现异常情况及时通知医生，并协助处理。

（9）附：管道防脱管理流程。

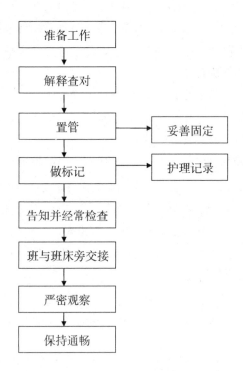

（10）附：管道护理流程图的实施。

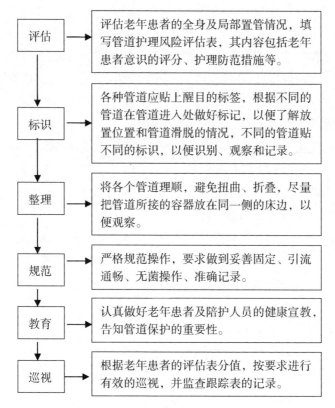

（八）老年患者用药与治疗反应的处理

（1）护士应熟练掌握常用药物的作用和不良反应，对易发生过敏的药物和特殊人群应密切观察。

（2）应用微量泵或特殊用药时应密切观察，如甘露醇、钙剂、呋塞米、西地兰、化疗药物等应加强巡视，密切观察用药效果和不良反应，发现问题及时停止用药，必须逐级报告护士长、护理部和药房，确保用药安全。

（3）定时巡视房间根据病情和药物性质调整输液滴速，观察有无发热、皮疹、恶心、呕吐等不良反应，发现异常及时通知医生进行处理。

（4）做好老年患者的用药指导，使其了解药物的一般作用和不良反应，指导正确用药。

（5）发现给药错误时按应急预案处理。

（6）护士长要随时检查老年患者药物的使用及不良反应的发生情况。

（7）加强药物与治疗反应的观察，经常巡视病房，了解和观察老年患者的用药和治疗反应，除按分级护理要求巡视外，还应根据老年患者的实际情况如使用特殊药物、心肝肾功能不全等增加巡视次数并加强沟通，注重了解老年患者感受。一旦发生药物与治疗反应，当班护士应做到：立即停止药物的使用→报告护士长，同时报告值班医生→根据医嘱进行处理，情况严重者应配合医生，立即抢救→落实相应的护理措施→及时做好护理抢救观察记录→发生输液反应时，应将撤下的输液器形成密闭状态，并用无菌治疗巾包裹，标明时间，冷藏备检。

（8）加强重点药物观察

①重点药是指心血管系统药物、细胞毒化药物、抗菌药物、中枢性肌松药、抗精神失常药、中枢镇静催眠药。

②重点药使用前：

a. 应掌握药物基本知识和不良反应等；

b. 询问老年患者药物过敏史及用药史，必需时监测生命体征；

c. 认真执行医嘱，严格执行三查八对制度，注意配伍禁忌；

d. 告知老年患者和家属将要使用药物的名称、用法、用量和可能出现的不良反应。

③重点药物使用中和使用后：

a. 观察输液滴数，按老年患者病情、年龄及药物性质，合理调节滴数；

b. 告知老年患者及家属不得自行调节滴数，用药中如有不适，及时与护理人员联系；

c. 加强巡视，观察生命体征和用药反应，及时询问和听取老年患者主诉；

d. 必要时监测老年患者用药后相关指标，做好交接班；

e. 老年患者出现用药不适或不良反应，应立即停药，及时通知医生采取有效措施，遵医嘱落实相关治疗与护理，并根据要求做好护理记录及交接班，并填报不良事件表，上报护理部。

二、健康管理

（一）老年人最常见的五种感染性疾病及应对方法

老年人的御寒能力较低，身体在冬季出现毛病的机会较高。感染是65岁以上老人致死的主要原因。无论是老人还是家属，都应该了解一些常见感染的风险和症状。老年人常见的感染，如尿路感染和流感可以发生在任何人身上，但对65岁以上的人来说，这些疾病可能会更难诊断，而且会导致身体持续的不适，形成慢性疾病，因而住院甚至死亡的风险较高。

事实上，在美国有三分之一超过65岁的老年人因为传染病死亡，在我国数目同样惊人。整体而言，老年人更容易受到感染，如果患有老年痴呆症或其他慢性疾病，感染的风险更大。

对于照顾者，了解老人的一些迹象和症状至关重要，如食欲下降、精神状态的改变、大小便失禁和跌倒，这些都可能是感染的迹象。如果我们保持必要的警觉，在老人出现变化时，采取措施来预防任何可能的传染病，我们可以帮助老人收获更健康和高质量的生活。下面是老年人五个最常见的感染。

1. 尿路感染

老年人中最常见的细菌感染。使用导管或患糖尿病都会增加中老年尿路感染风险。尿路感染可能会引起老人在行为上的突然变化，如变得糊涂、老年痴呆症症状加重或尿失禁发作，这些是比较常见的症状。反之，老年人出现尿路感染不一定会有疼痛或不适的症状。如果怀疑老人泌尿道感染，可以找医生进行尿检或其他测试以做出明确诊断，如果有需要，医生可能会开抗生素。作为照顾者，应确保老人大量喝水，因为这可以帮助防止尿道感染。

2. 皮肤感染

随着皮肤老化和抵抗疾病能力的下降，老人也更容易出现皮肤感染。感染包括病毒感染，如带状疱疹（带状疱疹）、压力性溃疡、细菌或真菌足部感染（糖尿病患者会更为常见）、蜂窝组织炎，甚至耐药菌感染如耐甲氧西林金黄色葡萄球菌（MRSA）。所以当老人出现皮肤瘙痒、破损、疼痛时，照顾者一定要引起重视，如果老人出现不舒服，要积极寻求治疗。大多数皮肤感染可以治疗，而且带状疱疹通过简单的疫苗就可以预防。在日常生活中预防皮肤感染的最好方法是保持良好的卫生习惯，如坚持用正确的方式洗手。

3. 细菌性肺

65岁以上老人中很多会因为肺炎（AAFP）进医院。引起老年人肺炎的原因各种各样，比如肺活量的改变增加了暴露于疾病下的风险，使老人更容易患心肺疾病或糖尿病。中老年人患细菌性肺炎有一些典型症状，如发热、寒战和咳嗽，这些大家都要引起重视；但有时也需要留意一些非呼吸系统症状，如乏力、神志不清、谵妄等。医生通常会开抗生素治疗细菌性肺炎。

4. 流感

流感和肺炎是老年人死亡的重要原因之一。中老年人因免疫力下降，以及其他慢性疾病的影响，患流感、肺炎可能会引起严重的并发症。由于流感是由咳嗽、喷嚏等途径传染的，因此，像养老院这样的环境更容易被传染。咳嗽、发热和寒战是流感常见的症状，但是老年人可能会呈现出不同的症状。一般建议老年人每年注射疫苗以预防感染，但对于那些已经患了流感的老人，医生可能会开抗病毒的药物以减轻症状。

5. 胃肠道感染

随着年龄的变化，人的消化能力和胃肠道菌群也会发生变化，老人出现胃肠道感染的风险也会增加。两种最常见的感染源，一是幽门螺杆菌，二是艰难梭菌，前者可引起恶心、上腹部疼痛、发烧以及导致慢性疾病，如胃溃疡或胃炎；后者会引发经常性的腹泻，这通常发生于用抗生素抑制健康胃肠道菌群时。这两种疾病在长期护理机构中较为常见。幽门螺旋杆菌引起的胃肠道感染需要使用药物综合治疗，艰难梭菌引起的则需要停止使用抗生素。

（二）精细化管理服务流程规范

时间	服务项目	服务（工作）对象	服务内容及标准	责任人
6：00—7：30	晨间护理	自理老人	提醒起床，洗漱，保持仪容、仪表整洁，衣装适宜；协助整理床铺，更换床上用品，保持床铺干燥、干净、整洁；打扫房间卫生，保持房间干净、整洁、无异味；送开水；及时报修损坏的用品及设备	护理员
		半失能老人	协助起床、洗漱；搀扶老人如厕；开窗通风；其他护理服务同上	
		失能老人	护理起床、洗脸、刷牙、梳头、穿衣等个人卫生；更换尿布、尿袋，床上擦浴、翻身，帮助大小便，倒洗便盆；根据医嘱采集病人标本；其他护理服务同上	
7：00—8：00	早餐服务	自理老人	自主就餐保持饭菜温度适宜，指导或协助清洗餐具并消毒	护理员
		半失能老人	按订单取餐到居室，送给老人自行就餐，餐后及时清洗餐具并消毒	
		失能老人	餐前根据需要喂水；准备好就餐桌椅，按订单取餐送给老人，鼓励老人自己完成就餐；不能完成的，喂食；喂餐速度和数量适宜；餐后及时清洗餐具并消毒	

续表

时间	服务项目	服务（工作）对象	服务内容及标准	责任人
8：00—9：00	个人卫生服务	自理老人	提醒洗头、剪甲、理发、更换衣物等，保持仪容、仪表整洁，衣装干净、得体、适宜	护理员
		半失能老人	协助洗头、洗澡、剪甲、上门理发、更换衣物等，要求同上	
		失能老人	护理洗头、洗澡、剪甲、上门理发、更换衣物等，要求同上	
	老人居室及卫生保洁服务	所有老人	整理失能、半失能老人居室衣柜、床品及房间物品，清洗毛巾、口杯、脸盆等日常用品，并根据卫生周程要求消毒；做好居室内外环境卫生保洁，做到老人居室地面、厕所及公寓走道、窗户干净，保持老人居室内空气清新、无异味，无四害。	护理员、保洁员
	医疗护理服务	个案老人	1. 查房。特护老人等根据病情不定期查房观察，及时诊断身体状况并依病情就诊。 2. 治疗。遵医嘱进行治疗，做到"三查七对"。三查：查医嘱、查器械、查备药；七对：对姓名（包括性别、年龄）、对药名、对规格（浓度）、对剂量（数量）、对用法、对时间、对有效期。 3. 喂药。根据医嘱，护士负责将药品送到老人手中，指导和协助老人吃药，对特护老人开展喂药服务	医生、护士
	上门订餐服务	所有老人	根据老人个人需求或特殊护理要求订餐，订单填写准确无误，并将订单报送厨房或膳食部负责人	护理员

续表

时间	服务项目	服务（工作）对象	服务内容及标准	责任人
9：00—10：30	衣物洗涤服务	所有老人	衣物收集与洗涤。换洗的衣物、尿布、中单等每天清洗消毒，床单、被罩、枕巾、枕套等床上用品15天换洗消毒一次；被子、垫絮每月至少晾晒一次。逐房逐人收集，登记清楚，分类洗涤	护理员
	文化娱乐服务	自理老人	组织开展兴趣小组活动或老年大学活动（书画、曲艺、手工、棋牌、读书、上网等），组织参加社会活动，要求有方案、有记录、有影像资料	护理员、社工
		半失能老人	组织参加适宜的文化活动（手工、棋牌、读书、上网等）或社会活动，要求同上	
		失能老人	视天气情况和个人需求，用轮椅或扶行外出散步、晒太阳或参加适宜活动；组织打牌、下棋、看（念）书报等适宜文化娱乐活动（以上活动均以1小时为宜），要求同上	
	精神慰藉服务	所有老人	开展集体聊天谈心、个案谈心或社工小组活动，做好相关活动和个案记录	社工
	健身康复服务	所有老人	主要针对半失能和失能老人，由康复师制定康复计划，根据个人身体状况，完成康复训练计划，达到康复目的	康复师

续表

时间	服务项目	服务（工作）对象	服务内容及标准	责任人
10：30—11：30	外出安全服务	所有老人	老人外出严格履行书面请假手续，注明请假时间、事由，交待注意事项。自理老人须佩戴标志性卡片和携带请假条，经门卫验证后方可独自外出；半失能老人和失能老人须由家属陪同并向门卫出示请假条、身份证后方可外出	护理员
	饮食安全服务	所有老人	1. 检查食品柜、冰箱内等储藏食物，确保在保质期内，无变质现象；餐具每天清洁消毒情况。 2. 采购食品保障正规进货渠道，将食品留有小样存放，并按编号摆放，确保食品及加工环境安全	炊事员或生活辅导员
	消防安全服务	所有安全场所	做好照明线路、消防器材、消防通道、安全隐患等排查、检查，保障安全	消防专管员
	设施维修服务	所有安全设施设备	做好机构设施设备日常检查、维修，保障正常运行；对老人损坏的物品提供维修服务	维修人员
	代购物品服务	所有老人	为老人提供代购非处方药品及物品服务，购买物品要有票据记录，账目需清楚	护理员

续表

时间	服务项目	服务（工作）对象	服务内容及标准	责任人
11：30—12：30	午餐服务	自理老人	同早餐服务	
		半失能老人		
		失能老人		
12：30—14：30	午间护理	自理老人	自行午休和起床	护理员
		半失能老人	协助午休和起床、搀扶老人入厕，其他护理参照晨间护理	
		失能老人	护理午休和起床、喂水、排便、翻身、预防褥疮等；保持安静。其他护理参照晨间护理	
12：30—14：30	午间护理	所有老人	保持老人仪容、仪表整洁，衣装适宜；整理床铺、适当开窗通风，保证房间及物品整洁有序、无异味	
14：30—15：00	卫生保洁服务	室内外环境卫生	环境卫生保洁，要求同上	保洁员
	医疗护理服务	个案老人	同前	医生护士
15：00—17：00	文化娱乐服务	自理老人	同前	护理员社工
		半失能老人	同前	
		失能老人	适当加餐、喂水，其他同前	
	精神慰藉服务	所有老人	同前	社工
	健身康复服务	所有老人	同前	康复师
	衣物洗涤服务	所有老人	衣物整理与送还。收回衣物（被子、垫絮），叠放整齐，发放无误	护理员

续表

时间	服务项目	服务（工作）对象	服务内容及标准	责任人
15：00—17：00	消防安全服务	所有安全场所	同前	水防专管员
	设施维修服务	所有安全设施设备	同前	维修人员
	代购物品服务	所有老人	同前	护理员
17：00—18：00	晚餐服务	自理老人	同前	护理员
		半失能老人		
		失能老人		
18：00—20：30	休闲服务	自理老人	自由活动，适当组织散步、舞蹈、太极、唱歌等健康娱乐活动	护理员社工
		半失能老人		
		失能老人	组织看电视，适当活动	
20：30—21：00	睡前服务	自理老人	提醒睡前洗漱，按时休息	护理员
		半失能老人	协助睡前洗漱，督促按时休息，其他服务同前	
		失能老人	加餐，喂吃适当辅食或流质食品；护理睡前擦洗、泡脚、排便、翻身；遵医嘱喂药；其他服务同前	
21：00—6：00	夜间护理	自理老人	每隔两小时查房，查看睡眠、安全、冷暖、健康等情况	护理员
		半失能老人		
		失能老人	每一小时查房，护理排便、翻身、预防褥疮等	
	夜间安全服务	所有老人	保安开展夜巡，确保全院安全。行政夜班值班人员从行政白班下午下班时间开始，每隔两小时或不定时查房，同时检查一线工作人员履职情况，记录夜班日志，及时将有关情况报值班领导或相关部门（岗位）处理。检查水、电、气等设施设备安全使用情况	行政值班人员、护理员、保安

（三）失能人员照护服务规范

1. 范围

本标准规定了失能人员的术语、定义、要求、服务要求、照护康复、安全管理、服务质量检查考核。本标准适用于专业性养老服务机构失能人员的照护。

2. 规范性引用文件

下列文件对于本文件的应用是必不可少的。注日期的引用文件中，仅注日期的版本适用于本文件。凡是不注日期的引用文件，其最新版本（包括所有的修改单）适用于本文件（GB/T 29353—2012 养老机构基本规范）。

3. 术语和定义

下列术语和定义适用于本文件。

（1）失能（disability）：

丧失生活自理能力。按照国际通行标准分析，吃饭、穿衣、上下床、如厕、室内走动、洗澡 6 项指标，1~2 项"做不了"的，定义为"轻度失能"，3~4 项"做不了"的定义为"中度失能"，5~6 项"做不了"的定义为"重度失能"。

（2）照护（care）：

为失能人员提供个人照料、健康护理等服务项目。

4. 要求

（1）人员要求：

①管理人员：

a. 具备中专以上学历，具有相关的工作经验，并经行业培训合格，获得相关资质证书。

b. 应有良好的沟通、组织协调、管理、文字表达等综合能力。

②护理员：

a. 具备初中以上学历，具有相关工作经验，并经行业培训合格，获得相关资质证书；

b. 身体健康，具备健康证明。

c. 应有尊老爱老、以人为本的职业道德，有爱岗敬业、遵章守法、自律奉献的精神及照护能力。

③其他人员。

5. 服务要求

（1）生活照护。

①协助失能人员进食/水，如有延迟时，护理员交接班说明情况并记录。

②告知失能人员，做好准备。评估失能人员的状态、饮食种类、液体出入量、自行进食能力，有无偏瘫、吞咽困难、视力减退等。

③评估失能人员有无餐前、餐中用药，督促按时服药。

④协助失能人员进食过程中，护理员应注意食物温度、软硬度及失能人员的咀嚼能力，观察有无吞咽困难、呛咳、恶心、呕吐等。

⑤操作过程中与失能人员沟通，给予饮食指导，如有治疗饮食、特殊饮食按医嘱给予指导。

⑥进餐完毕，清洁并检查口腔，及时清理用物及整理床单位，保持适当体位。

⑦需要记录出入量的失能人员，准确记录失能人员的进食/水时间、种类、食物含水量等。

（2）排泄照护。

①失禁的护理：

a. 评估失能人员的失禁情况，准备相应的物品；

b. 照护过程中，与失能人员沟通，清洁到位，注意保暖，保护隐私；

c. 遵医嘱采取相应的保护措施，如小便失禁给予留置尿管，对男性失能人员可以采用尿套（男性假性接尿器、男性外用引流袋）技术，女性失能人员可以采用尿垫等；

d. 鼓励并指导失能人员进行膀胱功能及盆底肌的训练；

e. 保持床单位清洁、干燥。

②床上使用便器。

a. 评估失能人员的生活自理能力及活动情况，帮助或协助失能人员使用便器，满足其需求。

b. 准备并检查便器，表面有无破损、裂痕等。注意保暖，保护隐私。

c. 照护过程中，与失能人员沟通，并询问有无不适主诉，及时处理。

d. 便后观察排泄物性状及骶尾部位的皮肤，如有异常及时处理。

e. 正确处理排泄物，清洁便器，保持床单位清洁、干燥。

③留置导尿管的照护。

a. 告知失能人员，做好准备。评估失能人员状态，记录尿管留置时间，尿液颜色、性状、量，膀胱功能，有无尿频、尿急、尿痛等症状。

b. 按需要准备用物及环境，保护失能人员隐私。

c. 对留置尿管的失能人员进行会阴护理，清洁尿道口，保持尿管的通畅，观察尿液颜色、性状、量、透明度、气味等，注意倾听失能人员的主诉。

d. 留置尿管期间，妥善固定尿管及尿袋，尿袋的高度不能高于膀胱，及时排放尿液，协助长期留置尿管的失能人员进行膀胱功能训练。

e. 根据失能人员状态，鼓励失能人员摄入适当的液体。定期更换尿管及尿袋，做好尿道口护理。

f. 拔管后根据状态，鼓励失能人员多饮水，观察失能人员自主排尿及尿液情况，有排尿困难时及时报告。

（3）清洁照护。

①整理床单位：

a. 告知失能人员，做好准备。根据失能人员的状态、年龄、体重、意识、活动和合作能力，有无引流管、伤口，有无大小便失禁等，采用适当的整理床单位的方法；

b. 需要准备用物及环境，保护失能人员隐私；

c. 护理员协助活动不便的失能人员翻身或下床，采用湿扫法清洁并整理床单位；

d. 操作过程中，注意避免引流管或导管牵拉，密切观察失能人员状态，发现异常及时处理。与失能人员沟通，了解其感受及需求，保证失能人员安全；

e. 操作后对躁动、易发生坠床的失能人员拉好床栏或者采取其他安全措施，帮助失能人员采取舒适体位；

f. 按操作规程更换污染的床单位。

③面部清洁和梳头。

a. 告知失能人员做好准备，根据失能人员的状态、意识、生活自理能力及个人卫生习惯，选择实施面部清洁和梳头的时间。

b. 按需要准备用物。

c. 协助失能人员取舒适体位，嘱失能人员若有不适告知护理员。

d. 操作过程中，与失能人员沟通，了解其需求，密切观察失能人员状态，发现异常及时处理。

e. 尊重失能人员的个人习惯，必要时涂润肤乳。

f. 保持床单位清洁、干燥。

④口腔护理。

a. 告知失能人员，做好口腔护理。评估失能人员的口腔情况，包括有无手术、插管、溃疡、感染、出血等，评估失能人员的生活自理能力。

b. 指导失能人员正确的漱口方法。化疗、放疗、使用免疫抑制剂的失能人员可以用漱口液清洁口腔。

c. 护理员协助禁食失能人员清洁口腔，鼓励并协助有一定自理能力的失能人员自行刷牙。

d. 协助失能人员取舒适体位。

e. 如失能人员有活动的义齿，应先取下放在清洁的冷水杯中保存，再进行操作。

f. 根据口腔 pH 值，遵医嘱选择合适的口腔护理溶液，操作中应当注意棉球干湿度。昏迷失能人员禁止漱口；对昏迷、不合作、牙关紧闭的失能人员，使用开口器、舌钳、压舌板，开口器从臼齿处放入。

g. 操作中避免清洁、污染物的交叉混淆；操作前后必须清点核对棉球数量。

⑤会阴护理。

a. 告知失能人员，做好会阴护理。评估失能人员会阴部有无伤口、有无失禁和留置尿管等，确定会阴护理的方法。

b. 按需要准备用物及环境，保护失能人员隐私。

c. 会阴冲洗时，注意水温适宜。冬季寒冷时，注意为失能人员保暖。

⑥足部清洁。

a. 告知失能人员，做好准备。评估失能人员的状态、足部皮肤情况。根据评估结果选择适宜的清洁方法。

b. 按需要准备用物及环境，水温适宜。

c. 协助失能人员取舒适体位。

d. 操作过程中与失能人员沟通，了解其感受及需求，密切观察失能人员状态，发现异常及时处理。

e. 尊重失能人员的个人习惯，必要时涂润肤乳。

f. 保持床单位清洁、干燥。

⑦协助更衣。

a. 告知失能人员，做好准备。评估失能人员状态、意识、肌力、移动能力、有无肢体偏瘫、手术、引流管及合作能力等。

b. 根据失能人员的体型，选择合适、清洁的衣服，保护失能人员隐私。

c. 根据失能人员病情采取不同的更衣方法，病情稳定可采取半坐卧位或坐位更换；手术或卧床可采取轴式翻身法更换。

d. 更衣原则：

第一，脱衣方法，无肢体活动障碍时，先近侧，后远侧；一侧肢体活动障碍时，先健侧，后患侧；

第二，穿衣方法，无肢体活动障碍时，先远侧，后近侧；一侧肢体活动障碍时，先患侧，后健侧。

e. 更衣过程中，注意保护伤口和各种管路，注意保暖。

f. 更衣可与温水擦浴、会阴护理等同时进行。

⑧温水擦浴。

a. 告知失能人员，做好准备。评估失能人员状态、生活自理能力及皮肤完整性等，选择适当时间进行温水擦浴。

b. 准备用物，房间温度适宜，保护失能人员隐私，尽量减少暴露，注意保暖。

c. 保持水温适宜，保证擦洗的方法和顺序正确。

d. 照护过程中注意保护伤口和各种管路；观察失能人员的反应，出现寒战、面色苍白、呼吸急促时应立即停止擦浴，及时报告。

e. 擦浴后观察失能人员的反应，检查和妥善固定各种管路，保持其通畅。

f. 保持床单位的清洁、干燥。

6. 照护康复

（1）协助失能人员翻身及有效咳嗽。

①告知失能人员，做好扣背。翻身前要评估失能人员的年龄、体重、肢体活动能力、心功能状况，有无手术、引流管、骨折和牵引等。有活动性内出血、咯血、气胸、肋骨骨折、肺水肿、低血压等，禁止背部叩击。

②根据评估结果决定失能人员翻身的频次、体位、方式，选择合适的皮肤减压用具。

③固定床脚刹车，妥善处置各种管路。

④翻身过程中注意失能人员安全，避免拖拉失能人员，保护局部皮肤，正确使用床档。烦躁失能人员应在医生指导下阶段性使用约束带。

⑤翻身时，在医生指导下给予失能人员叩背，促进排痰。叩背方法：从下至上、从外至内，背部从第十肋间隙、胸部从第六肋间隙开始向上叩击至肩部，注意避开乳房及心前区，力度适宜。

⑥照护过程中，密切观察病情变化，有异常及时通知医生并处理。

⑦翻身后失能人员体位应符合病情需要，适当使用皮肤减压用具。

（2）协助失能人员床上移动。

①告知失能人员，做好准备。移动前要评估失能人员的肢体活动能力、年龄、体重，有无约束、伤口、引流管、骨折和牵引等。

②固定床脚刹车，妥善处置各种管路。

③注意失能人员安全，避免拖拉，保护局部皮肤。

④照护过程中，密切观察病情变化，有异常及时报告。

（3）协助失能人员轮椅上移动。

①告知失能人员，做好准备。环境整洁宽敞，无障碍物，了解失能人员的身体状况、轮椅使用情况、活动能力、活动时间及注意事项，掌握轮椅的操作。

②每次坐轮椅的时间不可过长，轮椅的坐垫要舒适。每隔30分钟，更换体位，避免臀部长期受压造成压疮。

③天气适宜，可到户外活动，注意腿部保暖。

（4）压疮的预防及护理。

①观察失能人员发生压疮的危险程度，采取预防措施，如定时翻身、气垫减压等。

②对出现压疮的失能人员，观察压疮的部位、面积、分期、有无感染等，分析导致发生压疮的危险因素并告知失能人员/家属，再进行压疮治疗。

③与失能人员沟通，提供心理支持及压疮护理的健康指导。

7. 安全管理

（1）评估失能人员，对存在的危险因素采取相应的预防措施并向失能人员进行指导，如跌倒、坠床、烫伤的预防等。

（2）根据评估结果对失能人员进行安全方面的指导，嘱失能人员注意自身安全，提高自我防范意识。

（3）提供安全的居住环境，采取有效措施，消除不安全因素，降低风险。

8. 服务质量检查考核

（1）组织健全，有专人负责。

（2）对照护工作质量检查周周有重点，月月有计划、记录、分析、总结，讲评及时，有奖惩措施。

（3）夜间、节假日由总值值班并记录检查情况。

（4）每半年调查1次失能人员对照护工作的意见，满意率≥95%。

（5）针对每位失能人员对照护工作的反映做出处理意见和改进措施。

（6）有照护差错、事故上报登记制度，并定期讲评，有奖惩制度。

三、老年人心理慰藉服务规范

本标准按照《养老机构基本规范》（中华人民共和国国家标准 GB/T 29353—2012）中心理/精神支持服务的相关规则，及《心理咨询服务 第2部分：服务流程》（中华人民共和国国家标准 GB/T 30446.2—2013）中给出的相关规则编写。本标准规定了养老机构提供心理支持服务的基本要求、人员要求、服务流程等。

（一）术语和定义

下列术语和定义适用于本文件。

1. 心理咨询

由具有行业或主管部门认定资格的专业人员，运用心理学理论和技术，通过语言与非语言交流，给予个人或群体帮助、启发和教育，使其改变认识、情感、态度和行为，解决其在生活、学习、工作等方面出现的问题，促进其人格的发展和社会适应能力的改善。①

2. 心理咨询服务

由通过行业或主管部门考核审批、具备相关资质的组织机构，提供的满足个人或群体心理咨询需求的服务行为。

3. 心理咨询师

具有行业或主管部门认定的相关资格，掌握心理学理论和心理咨询的方法技巧，在心理咨询服务提供者中提供心理咨询服务的专业人员。

（二）基本原则

1. 自愿原则

心理支持、心理咨询服务的请求、暂停、延期、恢复、中止等应建立在自愿的基础上，避免强制。

2. 科学原则

心理支持服务应由心理咨询师、医护人员或经过心理学相关培训的养老护理员承担。危机干预应由心理咨询师承担。

3. 保密原则

（1）在向老年人提供心理支持、心理咨询服务时，应对谈话内容和其他隐私信息予以保密。

（2）在服务对象出现自杀或伤人倾向、出现危害社会安全及其他违反法律法规等行为或动机等特殊情况下，保密原则限制可取消。

（三）服务内容及设施人员保障②

1. 心理支持服务内容

心理支持服务应包括沟通、情绪疏导、心理咨询、危机干预等服务内容。

---

① 中华人民共和国国家质量监督检验检疫总局，中国国家标准化管理委员会. GB/T 30446.2—2013 心理咨询服务 第2部分：服务流程.

② 陕西省社会养老机构服务质量基本规范（民政发〔2011〕111号）.

2. 环境设施及人员资质

（1）环境设施：

注意保护老年人的隐私，配备心理支持服务必要的环境、设施与设备。设立心理咨询室，注意室内温度、湿度、采光、通风等方面，让人感受到安全舒适温馨。

（2）人员资质①：

①心理咨询师具有行业或主管部门认定的相关资格，其应持有国家颁发的心理咨询师证书；

②医生和护士应分别持有医生执业证书、护士执业资格证书，熟知并掌握老年人心理精神干预相关知识；

③养老护理员应持有养老护理员资格证书，掌握相关知识。

（四）心理支持服务程序②

1. 观察发现，护理人员初步交流疏导

护理人员发现服务对象的情绪、思维和行为等方面有异常变化时，应及时进行初步交流疏导。

（1）宣传简单心理保健知识，劝导老年人自己进行心理调适，保持愉快的心情。

（2）消除老年人的孤独感。护理员应经常和老年人谈心，并鼓励老年人多参加有益的活动。例如，参加文艺体育活动、书画练习等活动，不断扩大人际沟通的范围，让老年人相互交流，减少服务对象的孤独感和失落感，这有益于老年人之间加强沟通，宣泄烦恼，分享快乐，培养广泛的兴趣爱好，挖掘潜力，增强幸福感和生存价值。

（3）消除老年人的隔离感。对听力、视力有明显下降的老年人，在本来就孤独的情况下，态度越发冷淡，心情也越发寂寞。对于此类老年人，护理人员应采取相应措施，经常和他们谈心，鼓励他们走出个人世界，重建生活信心，融入人际交往中。

（4）针对轻度烦躁不安者，指导其保持良好的心态，学会自我疏导和自我放松，建立规律的活动与睡眠习惯，鼓励其勤用脑，坚持适量的脑力劳动，使脑细胞不断接受健康信息的刺激。

（5）保持心理活动适度，使老年人愉快地、有所作为地度过晚年，制定一

---

① 劳动和社会保障部教材办公室组. 养老护理员（高级　技师）［M］. 北京：中国劳动社会保障出版社，2006.

② 包丽萍. 养老机构护理理论与实务［M］. 北京：中国言实出版社，2015.

些计划和目标，如果老年人身体和精神尚可，可以做一些力所能及的事情，继续在社会中发挥积极作用。

（6）临终服务对象的心理一般表现为恐惧、担心、眷恋、焦虑等，护理人员应经常开导服务对象正确对待疾病带来的身体不适，营造良好的修养环境，创造家人团聚的机会，尽全力给予服务对象积极的心理支持。

2. 医务人员诊断，依据病情开展心理疏导

老年人普遍多病共存，生理机能退化、疾病痛苦、交际范围缩小等，严重影响老年人的心理健康。对于因疾病而诱发心理疾病的服务对象，医护人员应依据病情，开展专业的心理疏导。

（1）医务人员首先和服务对象进行交谈，向服务对象及家属了解服务对象病情，搜集服务对象病案资料，明确病情。

（2）根据病情，了解服务对象治疗诉求。由经治医师详细告诉患者所患疾病的病因、发展、治疗方式。与服务对象共同讨论，选择其最希望得到的治疗方式，指导其在治疗过程中应注意的和应做到的事情。

（3）促进交流与沟通。根据每个心理疏导对象的文化背景、文化程度、所处环境遗传素质、个性特点的不同，进行个体心理分析，鼓励服务对象充分表达自己的思想和情感，鼓励其自信心和正确的自我评价，提供适当建议，促使问题解决。

3. 心理咨询师进行专业疏导①

（1）护理人员和医护人员在日常工作中发现服务对象情绪异常，经初步处理后，需要心理咨询师介入服务的，转介到心理咨询师处，由心理咨询师提供专业的心理干预服务。

（2）心理咨询师对转介的服务对象需求进行评估，制定个案评估计划。

（3）心理咨询师应按照咨询服务方案，运用心理咨询的方法和技术，对当事人需求及存在的问题与其进行咨询性谈话。

（4）心理咨询服务的时间单位一般为每次 50 分钟，一般可安排一周一次，必要情况下，也可一周两或三次。当事人情况比较稳定、趋于好转时，可以两周一次或一周一次等。

（5）在咨询过程中，心理咨询师应及时与当事人沟通，对当事人进行阶段性心理评估，了解咨询服务效果，并将其作为调整咨询服务方案和开展下一步心理咨询服务依据。

---

① 陆颖，冯晓丽. 全国养老服务机构实务管理指南［M］. 北京：中国社会出版社，2011.

（6）服务对象出现比较严重的心理问题时，超出心理咨询师能力或服务范围时，应及时进行转介。

4. 心理咨询师进行危机干预

（1）由心理咨询师主导，制定危机干预预案。

（2）服务对象因心理问题，产生自杀、危害他人生命安全等行为倾向时，立即由心理咨询师介入，进行危机干预。做好心理疏导，防止过激行为，如自杀、自伤或攻击行为等。

（3）促进交流与沟通，鼓励当事者充分表达自己的思想和情感，鼓励其自信心和正确的自我评价，提供适当建议，促使问题解决。

（4）由医护人员提供适当医疗帮助，处理昏厥、情感休克或激怒状态。

（五）不良情绪心理服务措施

1. 老年人常见不良情绪

（1）失落感：

步入离退休生活以后，由于社会角色的改变，老年人的生活节奏由原来的紧张、有序转为清闲、松散，社交圈骤然缩小，人际关系发生变化。对这一切变化，老年人若没有充分的心理准备，就容易感到精神上空虚，心理上会出现较重的失落感，从而干扰情绪，影响心理平衡。

（2）孤独感：

老年人离开工作岗位后，随着社交活动和人际交往减少，容易产生孤独、压抑的心理，若子女远走高飞或另立门户，老年人独居"空巢"，极易产生孤独、被遗弃的心理。有些老人即使与子女生活在一起，若子女不孝顺，不关心，不注重与老人交流，也会感到孤独。此外，若老伴病逝，时间一长则容易产生"与世隔绝""孤立无援"的心境，老人会悲观失望，甚至产生抑郁、绝望的情绪。

（3）怀旧心理：

有些老人很容易留恋过去，他们往往沉湎于对往事的回忆，常常追忆过去美好的时光，继而产生"无可奈何花落去"的感叹，日子长了便容易产生抑郁情绪。

（4）自卑心理：

产生衰老感，一方面来自身体状态的变化，主要是生理机能的衰退，一方面是思维能力和智力变化，还有社会环境的变化，如退休、与子女分居等。随着身体机能和社会地位的变化，老年人极易产生自卑心理。自卑即自我评价偏低，自己瞧不起自己，是一种消极的情感体验。当人的自尊需要得不到满足，又不能恰如其分、实事求是地分析自己时，就容易产生自卑心理。

（5）焦虑、抑郁情绪：

如果一般心理问题得不到疏泄，会导致焦虑和抑郁症。有些老年人容易激动，可为小事而大发脾气，对周围事物总感到看不惯、不称心；有的变得郁郁寡欢，苦闷压抑，情绪低落，或是显得淡漠无情，凡事无动于衷。

（6）疑病症状：

老年人面对身体素质的每况愈下，对一些生物性衰老与健康状况的自然下降认识不够，老是担心自己年老多病，担心得癌症，顾虑中风瘫痪无人侍候等，以致经常胡思乱想，惴惴不安，常常感叹自己已到"风烛残年"，是"半截身子已进黄土"的人。有的老年人看到昔日的好友患重病或去世，更是紧张、恐惧，总觉得别人的今天就是自己的明天，如若身体稍有不适，便会更加焦虑、恐惧。

2. 服务处理措施

（1）帮助老年人正确认识和评价衰老、健康和死亡。人不可能长生不老，年老并不等于无为、无用，树立正确的健康观、生死观等。

（2）帮助老年人做好离退休的心理调节。如正确看待离退休，为退休做好心理上的准备，避免因退休而产生的消极不良情绪。与其寻找失落的辉煌，不如昂首拓宽未来的路。

（3）鼓励老年人勤用脑。坚持适量的脑力劳动，使脑细胞不断接收信息刺激。

（4）妥善处理家庭关系。家庭是老年人晚年生活的重要构成与支撑，处理好与家人的关系，尤其是处理好两代或三代人的人际关系，显得十分重要。

（5）注重日常生活中的心理保健。帮助老年人培养广泛的生活兴趣，培养良好的生活习惯，坚持适量运动。

（6）营造良好的社会支持系统。

（六）效果评估

1. 医养健康机构设立由护理部、医务室、心理咨询师构成的评估小组，对心理支持服务效果进行评估。

2. 达到预期效果的结案；未达到预期效果的，修改服务方案，再次进行心理干预。

3. 超出心理咨询师服务范围的，及时转介至专业医院。

（七）服务结束

1. 心理支持服务结束后，应引导服务对象进行回顾，并对其提出建议，以巩固服务效果，确保其获得处理此类心理问题的能力。

2. 心理咨询师提供专业心理咨询服务结束后，服务对象与心理咨询师之间的咨询服务关系随之终止。

（八）回访

1. 在心理支持服务结束或者中断之后，应通过回访的形式了解当事人的近况。

2. 当事人拒绝回访时，应立即终止回访。

（九）档案管理

1. 心理档案应由专人管理，专柜保存。

2. 管理人员要恪尽职守，严格要求，保证及时归档、整理和正常使用。

3. 档案管理员严禁擅自携带和向无关人员谈论老年人心理档案内容。

4. 原则上只有心理咨询师，可以调阅老年人心理健康档案，但不得外借出档案管理室，只能在心理咨询室内调阅。

5. 查阅使用老年人心理档案必须严格登记。

6. 除补充老年人心理档案内容外，任何情况下均不得在老年人心理健康档案上进行文字撰写。

7. 老年人心理健康档案不借出不复制，因特殊情况确需借出或复制的，必须经养老机构领导签字。

8. 老年人心理档案原则上每年存档，由心理咨询师封存保管在心理咨询室档案柜。

四、健康教育

（一）健康教育方式

个别指导、集体讲解、文字宣传与图片及影视资料等。

（二）健康教育内容

1. 基础内容

（1）传授相关疾病与健康知识。

（2）合理用药指导。

2. 住院老年患者教育

（1）入院教育：

①告知老年患者住院期间应享有的权利义务。

②告知老年患者分管医师和责任护士。

③指导老年患者熟悉机构内的生活环境：房间、床头呼叫器等常用设施的使用。

④告知老年患者机构规章制度，住院期间不得擅自离院，不得使用自购药品等。

⑤指导老年患者掌握标本留取、常规检查要点及用药常识。

（2）住院期间教育：

①评估老年患者及家属对健康教育的接受程度，采取适当的教育方式。

②讲解机构内活动的一般常识及配合要点。

③讲解疾病的一般常识、药物指导。

④心理卫生教育。

⑤介绍住院费用的查询与告知。

（3）特殊检查治疗前的教育：告知检查的目的、注意事项及检查时配合要点。

（4）手术前后教育：

①术前教育：

a. 给老年患者讲解手术的流程及术前、术后需老年患者配合的注意事项。

b. 讲解术前准备的内容及意义。

c. 告知老年患者术前签字的意义。

d. 加强与老年患者的沟通交流，安慰鼓励老年患者，减少恐惧心理，增强信心。

②术后教育：

a. 给老年患者及家属讲解术后的注意事项：情绪的调节、卧位要求、引流管的保护、减轻疼痛和不适的方法、进食的时间和饮食种类、活动时间及注意事项、用药的相关知识等。

b. 指导早期康复、功能锻炼。

（5）康复期教育：

①康复期继续用药方法。

②饮食、活动、休息的要求及注意事项。

③心理调节方法和重要性。

④复诊时间安排及重要性。

五、老年人档案建立管理规范

一、前言

本标准按照《养老机构基本规范》(中华人民共和国国家标准 GB/T 29353—2012) 中档案管理相关规则、《养老机构老年人健康档案技术规范》（征求意见稿)、《老年人能力评估》(中华人民共和国民政行业标准 MZ/T 039—2013) 相关规则起草。

二、范围

本标准规定了医养健康机构老年人基本信息档案、能力评估档案、健康档案、生活照料档案的建立、内容、记录方式、归档与使用要求。

三、档案建立

(一) 基本信息档案

1. 采集人

老年人基本信息档案由护理部采集、记录,应在办理正式入住手续前完成。

2. 内容

(1) 老年人基本情况登记表,包括姓名、年龄、性别、职业、爱好、监护人住址及联系方式等。

(2) 老年人及其家属(监护人)身份证、户口本等有效证件复印件。

(3) 试住服务合同、入住服务合同及入住服务合同补充协议。

(二) 能力评估档案

1. 采集人

(1) 老年人能力评估档案由经过专门培训并获得资格认证的专业人员采集、审阅、记录、签名。

(2) 老年人能力评估,作为老年人护理级别判定依据,在办理正式入住手续前完成。老年人身体状况发生变化时,也可进行能力评估。

2. 内容

(1) 评估指标。

日常生活活动:进食、洗澡、修饰、穿衣、睡眠状况、大便控制、小便控制、如厕、床椅转移、平地行走、上下楼梯。

精神状态:认知功能、攻击行为、抑郁症状。

感知觉与沟通:意识水平、视力、听力、沟通交流。

社会参与:生活能力、工作能力、时间/空间定向、人物定向、社会交往能力。

评估员根据以上评估指标,结合老年人能力进行评估、记录。

(2) 老年人能力等级。

老年人能力等级标准:能力完好、轻度失能、中度失能、重度失能。

处于昏迷状态者,直接评定为重度失能。

有下列情况之一者,在原有能力级别上提高一个级别:有认知障碍/痴呆;

有精神疾病；近30天内发生过两次以上跌倒、噎食、自杀、走失。

（3）对有精神疾病的老年人，宜进一步进行专科评估。

（4）评估员根据评估数据、老年人能力等级标准，对老年人能力等级进行最终确认、签字。

（三）健康档案[①]

1. 采集人

（1）老年人健康档案由有资质的医务人员采集、审阅、记录、修改并签名。

（2）老年人能力评估档案由经过专门培训并获得资格认证的专业人员采集、审阅、记录、签名。

2. 内容

（1）入院健康记录。

老年人办理正式入住手续后，医务科应为其建立健康档案，健康档案首页应包括：养老机构名称、档案号、老人基本情况等。

老年人或监护人应向医养健康机构相关科室提供体检报告，医师应在24小时内完成入院健康记录。

（2）病程记录

对于身心健康、病情平稳的老年人，每季度书写一次日常健康记录，对于身心不适或出现病情变化的老人，应及时记录。

（3）知情同意书

老年人健康状况发生变化及需取得书面同意方可进行的医疗保健等活动时，应及时告知老年人和代理人，填写知情同意书。知情同意书应有医务人员、老年人或代理人签名。

（4）退院健康登记

老年人退院时，医师应做好退院时的健康状况登记。

（四）生活照料档案

1. 采集人

老年人的生活照料档案由护理部统一采集、记录、整理。

2. 内容

生活照料服务记录由养老护理员按照服务内容进行如实记录，至少应包括：穿衣——包括协助穿衣、更换衣物、整理衣物等。

---

① 国家卫生和计划生育委员会. 医疗机构病历管理规定（2013年版）（国卫医发〔2013〕31号）.

修饰——包括洗头、洗脸、理发、梳头、修剪指（趾）甲、剃须等。

口腔清洁——包括刷牙、漱口、清洁口腔、装卸与清理假牙等。

饮食照料——包括协助进食、饮水、喂饭、鼻饲等。

排泄护理——包括定时提醒如厕、提供便器、协助排便与排尿，实施人工排便，清洗与更换尿布等。

皮肤清洁护理——包括清洗会阴、擦洗身体、沐浴和使用护肤用品等。

压疮预防——包括定时更换卧位、翻身，减轻皮肤受压状况，清洁皮肤及会阴部等。

（五）退院档案

1. 采集人

老年人的生活照料档案由护理部统一采集、记录、整理。

2. 内容

（1）老年人或监护人填写退院申请书，包括退院人员姓名、性别、年龄、退院时间等。

（2）老年人或监护人办理退院手续，护理部收回合同、协议。

（3）退院原因分析记录，持续改进。

（4）护理部牵头，联合相关科室、老人能力评估员整理退院人员档案，退院人员档案包括基本信息档案、能力评估档案、健康档案、生活照料档案。统一存放，为归档做准备。

四、归档与使用①

（一）保存

1. 入住档案保存

老年人档案由业务部门负责人管理，负责人不在时，由业务部其他负责人管理。制定入住档案登记表，按序存放，从而确切掌握老年人档案全貌。输入老年人信息统计登记表，信息共享。

2. 离院档案保存

离退院档案由护理部牵头，联合相关科室、老人能力评估员整理退院人员档案，每半年交由档案管理科存档。

（二）借阅

1. 本院工作人员要借阅档案，阅后要按期归还。对借用的档案应妥善保管，不得涂改、转借、拆散、撕毁或遗失，并填写借阅单（包含借阅时间、借阅人

_____

① 国家档案局. 机关文件材料归档范围和文书档案保管期限规定（8号令）.

部门、借阅人姓名、归还时间等）。

2. 院外机构一般不予外借，必要时必须持介绍信、经业务科批准。

（三）销毁

老年人离院后档案进行整理，离院记录登记保留10年，其余记录按相关规定进行销毁。

（四）保密

机构内任何工作人员，不得泄露老年人及家属（监护人）的个人信息。

（以上两节内容归纳来自于长汀医养服务中心，仅供参考）

第三节　医养健康机构的建筑设计

一、医养健康机构的设计原则

（一）建设规模及内容

医养健康机构设施建设规模应根据辖区内五保老人人口数量和年龄结构、交通便利程度及服务辐射范围，确定与医养健康机构功能相符的业务用房及床位数，并配备相应的服务、护理及行政人员。地理位置临近、交通便利的几个乡镇可以共建一个中心医养健康机构。

医养健康机构建设内容主要包括房屋建筑、场地、建筑设备和基本装备。房屋建筑包括接待用房；老年人生活用房、卫生保健室、文化娱乐用房、康复训练室、心理咨询室和临终关怀室等业务用房；行政办公用房和附属用房。

老年人用房主要包括：

（1）生活用房：包括居室、沐浴室、餐厅、会客聊天厅、护理员值班室。为方便老年人生活，居室内可设卫生间。医养健康机构老年人生活用房的建设应满足老年人在院内生活起居方面的基本需要。

（2）卫生保健室：为院内老年人提供常见疾病的诊断治疗、常见慢性病的非治疗性医疗护理及一般的卫生保健服务。

（3）文化娱乐用房：包括棋牌室、阅览室和供老年人举行集体活动的多功能活动室，满足老年人参加文化娱乐活动的需要。

（4）康复训练室：帮助老年人利用康复器械进行康复训练活动，恢复受损的身体机能，尽量降低老年人瘫痪、卧床及生活自理能力丧失的可能性。

（5）心理咨询室：社会工作者对老年人的情况进行评估后开展个案辅导，

帮助老年人摆脱负面情绪的困扰，安全度过老年期可能遭遇的危机。

（6）临终关怀室：能够提供人性化服务，营造家庭般的关爱氛围，最大限度地减轻临终老年人生理、精神上的痛苦和恐惧。

医养健康机构的场地应包括生产经营性区域、室外活动、绿化、停车、衣物晾晒等场地。

（二）项目选址和建设用地

1. 新建医养健康机构的建设地点应满足的条件

（1）工程地质和水文地质条件较好，避开自然灾害易发区。

（2）交通便利，便于利用周边的生活、医疗等公共服务设施。

（3）自然环境良好，避开有污染的工业区和交通繁忙、噪声级较高的干道，远离社会治安事故易发地区。

（4）有生产经营性场地用于发展院办经济，且场地的面积与院内供养老年人的数量相适应。

2. 医养健康机构建设

应纳入国民经济和社会发展规划，由政府统一安排建设项目，其建设用地应纳入当地土地利用总体规划，并按国家《划拨用地名录》的有关规定申报、征拨。实际建设中，应根据建筑要求，按照节约用地的原则，尽量不占或少占农田，并参照《老年人居住建筑设计标准》GB/T 50340—2003 相关要求合理确定。

（三）建设面积指标

医养健康机构的房屋建筑面积指标应以每床位所占房屋建筑面积确定。一类、二类、三类医养健康机构房屋综合建筑面积指标应分别为 $25m^2/$床、$26m^2/$床、$27\ m^2/$床；其中直接用于老年人的生活、卫生保健、娱乐、康复、社会工作用房所占比例应不低于总建筑面积的 75%。医养健康机构老年人室外活动场所面积不低于人均 $2m^2$。绿化面积达到 60%。

（四）建筑布局及建筑标准

医养健康机构的生活区和生产区应分设。生活区各类功能用房应采用集中布局的形式，以便于老年人在院内的生活，但各类功能用房之间也应做必要的分隔，避免相互干扰。生产区的设置不应对老年人的生活造成负面影响。

老年人居室应根据老年人的身体状况或心理特点，分区设置，宜设自理老年人居住区、失能老年人居住区和痴呆老年人居住区。

医养健康机构建筑设计应符合《老年人居住建筑设计标准》GB/T 50340—2003 和《老年人建筑设计规范》JGT 122—99 的有关规定。

医养健康机构的房屋建筑宜采用钢筋混凝土框架结构；老年人用房抗震强度应不低于《建筑工程抗震设防分类标准》GB 50223—2008 中的乙类标准。

医养健康机构的建筑外观应做到色调温馨、简洁大方、自然和谐、统一标识；内外装修材料应采用美观、实用、环保、易清洁的普通装饰材料。

医养健康机构建筑物防火等级不应低于国家二级标准。

医养健康机构的老年人用房不宜超过三层，建筑层高应控制在 3.3m ~ 3.6m。老年人居室以两人间为宜，人均居住使用面积不小于 $6m^2$，居室内应设置供老年人储存衣物或个人日常生活用品的空间。

室内应具有良好的自然采光与通风，并具有符合建筑节能标准的保温、隔热性能，炎热地区应设符合规范要求的遮阳设施。老年人居室应充分利用天然采光，窗地比不应低于 1∶6。

老年人居室门和内设卫生间门通行净宽应不小于 80cm，卫生间内与坐便器相邻墙面宜设安全扶手。卫生间地面应使用易清洗、不渗水和防滑的材料铺设。

医养健康机构洗衣房内部设置应符合洗衣、消毒等流程和洁污分流的要求，并设置必要的室内晾晒场地。配餐、消毒、厕浴、污洗等有蒸汽溢出和结露的用房，应采用牢固、耐用、难玷污、易清洁的材料装修到顶，并设置排气、排水装置。公共区域应设明显的标志，便于寻找和识别。地面应使用不反光且防滑的材料，台阶处应设置提醒。医养健康机构应设方便残疾老年人使用的无障碍设施。

（五）建筑设备

医养健康机构的建筑设备包括供电、给排水、采暖通风、通信、消防等。

医养健康机构应保证供电，照明设备主要采用照度适合老年人的荧光灯及节能灯具。在疏散通道、疏散楼梯等处设置带蓄电池的应急照明灯及疏散指示标志。

医养健康机构宜采用自来水供水，如自备水源应符合国家对生活用水的现行标准。生活污水应采用管道收集，应根据环保部门的要求及有关规范设计排水系统。老年人生活用房应具有热水供应系统，并有洗涤、沐浴设施。严寒、寒冷及夏热冬冷地区的医养健康机构应具有采暖设施；最热月平均室外气温高于或等于 25℃地区的老年人用房，应安装电风扇，有条件的地方可以安装空调。

医养健康机构的办公管理用房应设有综合布线网络，可实现电话通信。根据老年人的需要，可安装适量公用电话。

医养健康机构应设有线电视系统，在相关用房设电视终端出口。

医养健康机构应按照其建筑防火等级配备消防设施，最低配置不能低于国家二级防火标准的规定。

（六）设施和基本装备标准

医养健康机构基本设施、装备的配备应满足老年人生活起居、卫生保健、康复训练、文化娱乐、精神慰藉和临终关怀的需要；基本设施、装备应方便残疾老年人使用。

根据老年人的实际需要，配备居室设施，应配设：单人床、床头柜、衣柜、毛巾架、褥子、薄被、厚被、毛巾被、床单、被罩、枕芯、枕套、枕巾、便盆、尿壶、废纸桶、床头牌等。卫生间应配备坐便器、安装在墙上的尿池、卫生纸、卫生纸专用夹、废纸桶、淋浴器、抽气扇等。室内家具、各种设备应无尖角凸出部分。餐厅应配设餐桌、座椅、时钟、公告栏、废纸桶、窗帘、消毒柜、洗漱池、防蝇设备等。安装必备的洗衣设备，如洗衣机、熨斗等。

卫生保健室应配备温度计、听诊器、血压计、注射器、输液设备等一般性的诊疗设备和灭菌设备，还应配备存放老年人常用药品的药品柜。

康复训练室应配备适合老年人进行康复训练的康复器械及适合老年人使用的健身器材。应配备从事生产经营性活动所需的生产工具。根据实际需要应配备实用的交通工具。

（七）保障措施

切实加强对医养健康机构设施建设的领导。各地要将医养健康机构设施建设纳入经济和社会发展总体规划，组织有关部门认真研究实施，做到责任到位、措施到位、投入到位、管理到位。

遵循投资效益最大化的原则，整合资源，充分发挥资源配置的规模效应，着力建设功能完善、标准较高的乡镇中心医养健康机构，避免规模小、服务功能单一、设施简陋的医养健康机构的低水平重复建设。

形成财政资金、福利彩票公益金和社会捐赠资金相结合的资金保障机制。各地要把医养健康机构建设纳入当地基本建设规划和财政预算，确保投入到位。要科学规划医养健康机构基本建设的用地、面积、功能和装备结构，按标准严格控制建设规模和建设投资。要切实加强投资管理，严格执行国家基本建设管理程序以及政府采购和招投标的有关规定，防止基本建设过程中出现弄虚作假和腐败现象，保证工程项目按程序、严要求、高标准完成。切实加强已建成医养健康机构和所配备设施设备的管理，健全制度，落实责任，完善审计和监督，推行投资成本和效益的综合评估，提高建设资金的使用效益。

二、老年人建筑设计

老年人建筑设计中包含一部分无障碍设计的要求，而《老年人建筑设计规范》制订在《城市道路和建筑物无障碍设计规范》之前，执行时，本节部分内容应按现行无障碍设计规范要求修正。

（一）一般规定

1. 老年人居住建筑应按各个老龄阶段的不同需要进行设计

（1）老年人公共建筑应按介助老人，即生活行为依赖扶手、拐杖、轮椅和升降设施等需帮助的老年人的体能心态特征进行设计。

（2）老年人公共建筑的出入口、老年人经由的水平通道和垂直交通设施，以及卫生间、休息室等部位，应为老年人提供方便设施和服务条件。

（3）老年人建筑宜为 3 层及 3 层以下；4 层及 4 层以上应设电梯。

2. 出入口

（1）老年人居住建筑的出入口宜采取阳面开门。出入口内外应留有不小于 1.5m×1.5m 的轮椅回旋面积。

（2）老年人居住建筑出入口造型设计，应标志鲜明，易于辨认。

（3）门前平台与室外地面高差不宜大于 0.4m，并应采用缓坡台阶和坡道过渡。缓坡台踏步踢面高不宜大于 0.12m，踏面宽不宜小于 0.38m，坡道坡度不宜大于 1/12。台阶坡道两侧应设栏杆扶手。当室内外高差较大，设坡道有困难时，出入口前可设升降平台。

（4）出入口顶部应设雨篷；平台、踏步、坡道应选用坚固、耐磨、防滑的材料。

3. 过厅和走道

（1）老年人居住建筑过厅应具备轮椅、担架回旋条件，并应符合下列要求：；户室内门厅部位应具备设置更衣、换鞋用橱柜和椅凳的空间。户室内面对走道的门与门，户室内通过式走道净宽不应小于 1.2m。门与临墙之间的距离不应小于 0.5m，应保证轮椅回旋和门扇开启的空间.

（2）老年人公共建筑，通过式走道净宽不应小于 1.8m。

（3）老年人出入经由的过厅、走道、房间不得设门槛，地面不宜有高差。

（4）通过式走道两侧墙面 0.9m 和 0.65m 高处，宜设 40～50mm 的圆杆横向扶手，扶手离墙表面间距 40mm；走道两侧墙面下部应设 0.35m 高的护墙板。

（二）楼梯、坡道和电梯

1. 老年人建筑应设符合老年人体能心态特征的缓坡楼梯

缓坡楼梯踏步的踏面宽度：居住建筑不应小于 0.30m，公共建筑不应小于 0.32m；踢面高度：居住建筑不应大于 0.15m，公共建筑不应大于 0.13m。踏面前缘宜设高度不大于 3mm 的异色防滑警示条，踢面顶端前凸不宜大于 10mm。

2. 楼梯间

老年人使用的楼梯间，其梯段净宽不得小于 1.2m，不得采用扇形踏步，不得在平台区内设踏步。

3. 坡道

不设电梯的 2—3 层老年人建筑宜兼设坡道，其净宽不宜小于 1.5m，长度不宜大于 12m，坡度不宜大于 1/12。坡道设计应符合《城市道路和建筑物无障碍设计规范》JCJ 50—2001 的有关规定，并应符合下列要求：

（1）坡道转弯时应设休息平台，休息平台净深度不得小于 1.5m；

（2）坡道的起点及终点应留有深度不小于 1.5m 的轮椅缓冲地带；

（3）坡道侧面凌空时，在栏杆下端宜设高度不小于 50mm 的安全挡台。

4. 栏杆与扶手

楼梯与坡道两侧离地高 0.9m 和 0.65m 处应设连续的栏杆与扶手，沿墙一侧扶手应水平延伸。扶手设计要求与走道扶手相同。

5. 电梯

设电梯的老年人建筑，电梯厅及轿厢尺寸必须保证轮椅和急救担架进出方便，轿厢沿周边离地 0.9m 和 0.65m 高处设介助安全扶手。电梯速度宜选用慢速度，电梯门宜采用慢关闭者，并内装电视监控系统。

（三）居室

老年人居住建筑的起居室、卧室，老年人公共建筑的疗养室、病房，应有良好朝向、天然采光和自然通风，室外宜有开阔视野和优美环境。

老年人的起居室、卧室面积宜较常人的稍大，矩形居室短边净尺寸不宜小于 3m；老年人合居型居室，每室不宜超过 3 人，每人使用面积不应小于 6m²，矩形居室短边净尺寸不宜小于 3.3m。

（四）厨房

老年住宅应设独用厨房；老年公寓除设公共餐厅外，还应设各户独用厨房；老人院除设公共餐厅外，宜设少量公用厨房。

老年人自行操作和轮椅进出的独用厨房，空间尺寸和设备布置可按无障碍住房设计要求执行。

（五）卫生间

老年人居住建筑应设紧邻卧室的独用卫生间，配置三件卫生洁具，面积不宜小于5m²。老年人公共建筑的疗养室、病房宜设独用卫生间。

老年人公共建筑的卫生间宜邻近休息厅，空间尺寸和洁具布置可按无障碍公共厕所的设计要求执行。

卫生间、厕位间宜设平开门，门扇向外开启，留有观察窗口，安装双向开启的插销。

（六）阳台

老年人居住建筑的阳台可按无障碍住房的阳台要求设计，阳台栏杆扶手高度不应小于1.1m。

供老人活动的屋顶平台或屋顶花园，其屋顶女儿墙护栏高度不应小于1.1m；出平台的屋顶突出物，其高度不应小于0.6m。

（七）门窗

老年人建筑公用外门净宽不得小于1.1m。

老年人住宅户门和内门通行净宽不得小于0.8m。

起居室、卧室、卫生间、疗养室、病房等门应采用可观察的门扇。

窗扇宜镶用无色透明玻璃。开启窗口应设防蚊蝇纱窗。

三、老年人不同群体结构对应的建筑

一般而言，老年人都是随着年龄的增长逐渐从自理状态向介护老人推移，不同状态的老人有着不同的居住需求。老年人独立居住设施包括老年公寓、干休所、养老院、护理所和托老所，也包括普通住宅中供老年人居住或使用的部分，像养老社区等。国内称之为"老年人住宅"，美国等西方国家称之为"Senior Living"。

医养健康社区必须包含必要的医疗、娱乐、文教、社交等公共设施。其中老年医疗保健设施包括老年病医院、老年康复中心、保健站、老年门诊诊所等；教育设施包括老年大学、图书阅览室、书画协会等；文娱设施包括老年活动中心、俱乐部、老年之家等；其他设施包括老年餐厅、日间服务站等。老年社区的各种设施还必须按照老年人的特点进行规划设计。当然，老人社区规划及设计最重要的地方体现在细节上。例如，使用温暖、人性化、贴近自然的材料代替冷冰冰的白灰、平整光亮的石材，拉近老人们与自然的距离，减轻老人们长期处于室内而产生的烦躁感。在颜色的使用上，大胆地采用红绿蓝等原色，用米色、淡黄色等暖色调代替没有感情的白色，为老人们创造温馨、舒适的环境。

公共空间采用较大的开放空间，给人宽敞、平等的感觉，并利于老人交往

和进行集体性活动。玻璃幕墙正对着优美的风景，老年人足不出户就能享受到自然景观。同时还考虑到充分利用自然采光。这些特殊的设计，充分考虑到了老人的生理、心理和行为特点，达到安全、方便、舒适的目的，使老人感到亲切。

（一）生活自理型

为生活能够自理的老年人设立包含有娱乐、文教、社交为一体的养老设施。一般提供了以下设施：游泳池、健身房、图书室、俱乐部、洗衣店、餐厅及其通道、交通线路、有组织的社区活动等，许多社区还设置有偿的家庭医疗服务作为辅助。这些设施根据老年人的生理和心理特征设置，有利于他们的健康生活。

（二）一般护理型

为需要一般护理的老年人提供一个兼居住、个人辅助和医疗卫生辅助的社区。设计满足个性化的辅助设施与医疗保健系统。一般护理包括协助料理日常生活，如更衣、洗漱等，并设有餐饮供应、定时班车、家政服务、洗衣店、集体活动、保安等。

（三）护士护理型

为 24 小时需要看护的老年人设计特殊的食宿环境、个人护理及其他治疗方案。这些主要体现在清理和布置、家务管理、科学食谱、专用医护人员、呼叫式家庭医生、体检、呼吸科检查、药物治疗等。

（四）特殊病患型

为满足老年痴呆症患者及其他病患老年人的特殊需要而提供专门设置的护理和居住条件。这些设施营造了一种消除思维混乱的环境，从而帮助他们增强个人的生活能力。设计建筑的特征应考虑到特殊病的附带问题，处理好通道颜色、视觉线索、安全性等。

（五）综合型

综合型社区可为老年人提供以上的各种服务，体现了多种选择性，可以满足需要不同程度护理的老年人需要。

（本节部分内容参考清华大学建筑学院周燕珉教授养老建筑领域设计）

第五章

医养健康发展典型案例分析介绍

第一节　城市医养健康发展介绍

城市医养健康发展主要从以下四个方面进行说明。

一、医养健康模式

城市医养健康一般推行两种模式，一种是医疗机构增添养老服务，实现医疗和养老的无缝衔接，以福建省为例，如福建医科大学附属第一医院护养中心、厦门爱心护理院、厦门莲花医院、漳州正兴医院等；另一种是利用社区卫生服务中心（站）的医疗资源开展医养健康服务，如三明富兴社区医养结合卫生服务站、南平山海爱心养护院。

二、服务项目

城市医养健康提供的服务大多包括生活照料、康复保健、医疗护理、膳食服务、休闲娱乐等，为老年人提供全方位、多角度的健康服务，其中值得一提的是，厦门爱心护理院在老年人居住房间除了配备日常生活设施外，还配有可调节的多功能床、中心供氧与中心负压吸引设备，每个床位安装电子呼叫系统，方便老年人随时可将各种信息和需求反馈给医疗、护理人员，增强服务的科学性、及时性。

三、费用情况

城市医养健康的服务费用主要有护理费、床位费、餐饮费和医疗费用等细项。护理费以均等平均分成三类，全自理平均2000元/月、半自理平均2500元/月、全护理平均3000元/月；床位费平均2300元/月；餐饮费平均600元/月。

机构内医疗费用均可通过医保进行报销，部分机构如厦门第二福利院的全护老人还可通过医保报销床位费。

四、服务人员情况

城市医养结合服务人员中的医生多来自综合性医院或专科医院，由于医生资源属于共享状态，故无法确定具体有多少人参与医养健康服务；护士平均有20名，文化程度大都为大专或本科；平均每院配备护理员约有26名，文化程度大都为小学及以下，平均年龄约在45岁左右。

第二节　乡镇医养健康发展介绍

乡镇医养健康发展主要从以下四个方面进行说明。

一、医养健康模式

目前乡村因为经济条件、社会因素等制约，其医养健康机构主要表现为养老机构与基层医疗机构合作，"养"在养老机构，"医"在基层医疗机构，二者分工鲜明，以达到资源共享的效果，以福建省为例，如龙岩曹溪社区服务中心。

二、服务项目

乡村医养健康提供的服务多为较基础的康复、护理和日常疾病治疗服务，仅在一定程度上满足老年人日常生活和基本医疗需求。

三、费用情况

乡村医养健康在费用方面大多未进行细分，实行统一收费。服务费用以均等平均分成三类，全自理平均1600元/月，半自理平均2000元/月，全护理平均2500元/月。医疗服务由合作的基层卫生机构提供，若有医疗费用的另算。

四、服务人员情况

乡村医养结合服务人员中的医生多来自基层卫生院；护士的配备平均11名/院，文化程度为中专或大专；护理员最多的约配备27名/院，文化程度为小学及以下，年龄约在50岁左右。而管理人员方面大都缺乏专业性质的医养健康机构管理人员，且多为医护人员兼任。

第三节　大型综合医院医养健康发展服务模式介绍

一、漳州正兴新来福养护院

漳州正兴新来福养护院成立于 2015 年 2 月 25 日，其定性为民办非营利性高端养老机构，收治对象主要包括失能、半失能老人，服务模式以"医养结合"为主，其服务标准为治疗综合化、护理整体化、病房家庭化、管理智能化，建筑占地面积为 $6000m^2$，拥有前后 $3000m^2$ 的花园，床位总数为 168 张。

漳州新来福养护院有行政人员 3 名，医生 15 名，护士 43 名，养老护理员 34 名，合计 95 人。实行"一科两制"，实现医养结合无缝对接，最大限度地把方便让给老人。开业以来，临床住院病人一般占养护院入住老人总数的 35%—45%。

养护院平时会根据每位老人的家庭情况、生活习惯、身体状况、用药情况，为老人制定个性化护理方案。其服务标准是"四无"：无压疮、无坠床、无烫伤、无跌伤；"六洁"：皮肤、口腔、头发、手足、指（趾）甲、会阴部清洁。此外，不时与漳州春天义演团、芗城青年汇文艺汇、东南公益、闽南师范大学义工组织，以及漳州正兴学校等多家单位建立爱心同盟，定期为老人举办丰富多彩的文娱活动。比如，组织"幸福老人漳州游"活动，举办中秋赏月茶话会、亲情年夜饭、家属座谈会等，增加老人与家人互动时间；漳州正兴学校的同学们，会跟老人一起举办六一儿童节歌舞会、圣诞晚会，老少同乐；漳州春天义演团、芗城青年汇文艺汇的爱心人士，会定期为老人进行歌舞义演；闽南师范大学的学生们，会经常过来陪老人聊天，解闷……目前养护院每周一下午组织老人观看老电影；周三下午组织老人唱歌、做保健操；周六下午组织老人做拼图、串珠等手工活动已形成规范。每月第二周周六下午还固定组织"月寿星"庆生活动。

二、厦门莲花医养集团

厦门莲花医养集团始建于 1999 年，现有医疗、养老及社工三个产业相互融合。两家医院（厦门莲花医院 3 个院区和福州新莲花医院），共有医疗床位 701 张。养老机构三家，养老床位 1000 张。四家社工机构，员工 1000 余人，其中医疗卫技人员近 700 人，高级职称近百人，全院各学科带头人均由三级医院高级职称专家担任。

厦门莲花医院连续五年进入中国非公医院竞争力 100 强榜单，荣列 2018 届非公医院第 34 位，荣获母婴友好医院、全国爱婴医院称号，产科现总分娩量超过 12 万。小综合大专科，以老年科、康复科、妇产科为重点发展学科。

1. 医养结合式养老机构

厦门莲花医养集团现有厦门莲花爱心护理院、厦门市莲花长寿村老人公寓和福州市莲花爱心护养院；2017 年"医养结合"积淀铸就全国爱心护理工程示范及建设基地、国家民政部"自律与诚信"建设先进单位，全国医养结合试点单位、中国医养结合机构前十强、福建省优秀养老护理院等荣誉。至今共收住 3000 余位长者，为近 2000 位长者送终，最高年龄 113 岁，平均年龄 85.6 岁，临终关怀长者占 36%，全失能长者占 85%（失智占 23%），半失能长者占 15%；提供以医、养、护、康、社五位一体的全方位服务 9073 个医养综合体。

2. 团队管理

厦门莲花医养集团成立至今，其核心价值观是坦诚真挚、实事求是，宗旨是诚信、严谨、规范、创新、感恩。其在进行医疗服务时，严格遵守落实 18 项核心制度；在进行养老服务时，严格遵守落实八防制度。致力于创造一支敬岗爱业、感恩尊重的团队。

第四节　其他相关医养健康机构典型案例

以福建省为例，随着老龄化程度的加深，老年人群的健康养老问题日益突出，尤其是失能失智人群的照料护理难题，已成为全球普遍关注的焦点。为有效解决老年人的医疗和养老两大难题，以福建省十届三中全委会的补"卫生与健康、养老、教育、城乡基础设施建设"四大短板的会议精神及福建城市打造居家养老五星级标准为契机和出发点，福建省的福州市和龙岩市长汀县分别以晋安区和新桥镇为试点，依托已有社区卫生服务中心（站）及乡镇卫生院，整合医疗和养老资源，分别构建成"社区—居家"医养结合式智慧养老综合专业化服务体系和长汀县新桥镇乡镇卫生院医养服务中心。本着以服务辖区内居民为基础目的，以社区卫生服务中心（乡镇卫生院）服务特色、品牌推广为抓手，扩大服务对象半径、服务内容及带动全区（镇）经济社会效益持续发展为最终目标，来探索创建城市社区"3＋"医养健康模式以及乡镇"零距离、微负担、个性化、紧密型"医养结合服务模式，实现"医—养—健—护—康—终"的六位一体化覆盖。

一、基本情况

"社区—居家"医养结合式智慧养老综合专业化服务体总面积 1112m²，位于福建省福州市晋安区岳峰南路与紫新东路交叉口，其内容包含晋安区养老指挥调度管理中心、呼叫服务中心以及医养结合式居家养老照料中心，服务对象包括：晋安区 9 个街道（乡镇）的 60 周岁及以上特困供养人员、60 周岁及以上城乡低保对象、60 周岁及以上建档立卡的贫困人员、60 周岁及以上重点优抚对象、60 周岁及以上计生特殊家庭成员、60 周岁及以上重度残疾人、80 周岁及以上的高龄老人，力争实现晋安区养老服务管理科学化、运营智慧化和服务标准化的"三化"目标。

新桥镇卫生院占地面积 3 万 m²，建筑面积 3.2 万 m²，职工 293 人，实际开放床位 600 张，年业务收入 3200 万元。卫生院科室设置齐全，目前拥有医养服务中心、国医堂和精神病防治院三个特色专科。其中医养服务中心建筑面积 5600m²，现设有 3 个医养区，入住康复患者 120 余人、托养人员 30 余人。现有医生 15 人、护士 24 人、护理员 30 人，重点服务罹患慢性病的老年人、失能失智的老年人、病后需要康复介入的老年人以及癌症等绝症期晚期的老年人。

二、主要做法

（一）晋安区"社区—居家"医养结合式智慧养老综合专业化服务体

1. 晋安区创新型智慧养老综合（信息）服务中心

该中心面积约合 500m²，以呼叫中心为基础，以指挥调度中心为桥梁，链接老人与服务，承载整个晋安区的智慧养老信息化管理工程并与线下健康养老服务团队链接，实现线上管理线下联动，对百姓服务透明化、让企业管理规范化、让政府监管统计方便化。

（1）指挥调度中心通过信息显示屏，实时监控晋安区各行政乡镇、街道老人信息情况以及服务情况，对人员和服务进行动态指挥和调度。

（2）呼叫中心通过智能移动终端为老年人提供信息化服务，例如生活照顾、就医预约、家政服务等预约服务。通过信息中心实现服务的无缝链接及落地。

（3）提供两大项政府购买有偿服务：一个是 30 元的线上基础信息服务，一个是 100 元的线下实体援助服务。

①30 元的线上基础信息服务主要指要为政府购买服务的老年人无偿提供老年人专用手机设备，以及信息收集、建立老年人基本信息和健康档案、紧急援

助（应急救助）、定期回访、远程定位等五项服务；为政府购买服务对象及普通居民提供专业、规范的养老及便民服务，做到有呼必应、有问必答、有求必帮。

a. 建立特定服务老人的个人信息档案。利用电子录入方式对老年人群的个人信息档案进行录入归档。

b. 提供一键紧急按钮接入服务。为政府购买服务的老人每人配备一台具有定位功能的老人专用智能手机，并为老年人提供安装、使用指导。该定制机子具有超大喇叭、大字体、大按键、"SOS"一键求助呼入平台等功能。提供居家养老专用手机号码及专用通信资费套餐，包含：来电显示、本地拨打国内通话时长 200 分钟/月、100M 本地流量、免费组建 3 人内家庭 V 网、平台用户呼入信息平台免费、平台内用户互拨电话免费、LBS 基站定位或 GPS 定位或北斗定位三选其一即可、具备一键呼叫功能。

c. 提供紧急救援服务。养老信息平台呼叫中心全天候 24 小时即时应答，免费为基础服务对象及家属提供信息服务，协助处理紧急救援。特勤服务队（持证上岗）全天候 24 小时待命，对于老人突发紧急情况，城镇社区按规定要求 15 分钟内上门查看，其中考虑农村社区服务站点设置场所和受交通条件限制问题，可 30 分钟内上门查看。

d. 为老人提供远程定位的服务。

e. 根据老人的需求，定期电话回访、短信回访及上门回访。对老人进行心理关爱、节日问候、生日电话祝福、天气提醒，了解老人的服务需求。除老人明确要求以外，保证每周一次电话回访（含生日问候）；对于老人明确提出的上门回访需求以外，保证每月一次主动上门回访。

f. 开通本地特服号码，为老年人提供出行、购物、健康、生活等方面居家服务，享受合作联盟商家优惠的商品及服务。

g. 有效配合线下医疗团队定期为老人进行上门体检，定期开展社区文娱活动。

h. 义务接听或转接打入平台的非特定老人求助电话，并尽力给予帮助。

②另外，100 元的线下服务主要指线下实体援助服务，涵盖老年服务、家政服务、助医服务、心理慰藉、老年教育等 6 大类 110 项服务项目，从多方面为老年人提供生活照料和医疗照护服务。每个老人可以根据自身需求，自由选择服务项目，也可以直接选择平台的预设服务套餐。

2. 晋安区医养结合式社区居家养老照料中心

构建医养结合式社区养老照料中心，为老人提供助洁、助浴、助医、助餐、助行、助乐、心理辅导、老年教育等多方位的生活照料和医疗照护服务，维护老人身心健康，实现社区健康养老。该医养结合式社区居家养老照料中心主要包含文娱教育休养区、医疗养护区和社区助老食堂三部分。

（1）文娱教育休养区涵盖多个文娱教育及医疗休养功能区域，是该中心的核心区域，为老年人提供个人照护、保健康复、休闲娱乐、慢病管理、日常膳食管理供应和老年教育等日间托养的设施和服务。

（2）医疗养护区承载了社区医养结合照料中心的医养结合功能，利用与三级甲等医院及相关健康管理公司签订合约、协议，为老年人提供分级诊疗、分级照护、家庭医生签约、慢病管理、康复理疗、健康档案等一系列医、药、养、护、康等服务，体现出点中有医、医而能养的晋安区特色日照中心。

（3）社区助老食堂：社区助老食堂为晋安区开展养老健康服务的一项创新措施，它利用3D互动式营养配餐自评系统为老年人提供个性化健康膳食营养处方、膳食管理供应等一系列营养健康服务，配方包括健康老人食谱配方、慢性病食谱配方、低盐低脂食谱配方等。

今后，中心还会在之前三项基本服务内容的基础上陆续推出老年人心理健康、老年人运动健康等特色服务，完善社区健康管理，争取最终打造健康管家概念下的全周期健康管理平台，实现生活社区的4CH8健康管理微观模式、功能社区4C8M健康管理微观模式，并形成福州特色的一定规模健康教育馆。并以此为契机打造出福建城市社区嵌入式"3+"医养结合模式。

（二）长汀县新桥镇乡镇卫生院医养服务中心

1. 整合医养资源，实现"零距离"就医

医养服务中心打破了医疗机构和养老机构之间相互独立、自成系统的格局，在整合原有养老服务（包括日常生活照顾、精神关爱和文化健身娱乐等）的基础上，提供连续性医疗与健康管理服务，包含预防保健、健康管理、医疗救治、康复护理和临终关怀等整个老年疾病生命周期的医学服务，提供"1+1>2"的医养结合一体化新型医养服务，实现康复区和托养区之间互联互通，老人有病直接在康复区治疗，痊愈后由康复区转入托养区颐养。同时，为因病入驻老人提供全方位的特色专科医疗服务，如普通病可以到卫生院治疗、老年病可以到康复科治疗、颈肩腰腿痛或需要用中医药的可以到国医堂治疗、老年痴呆可以到精神病院治疗，真正实现了"零距离"就医。

2. 推行优惠政策，实现"微负担"养老

"一老生病，全家受困"。医养服务中心以公益、微利为原则，推行优惠政策，对入住人员按接受服务内容分类低价收费。

康复收费标准为：①伙食费：15元/天；②护理员费：生活能自理者每月

500 元，生活部分自理者每月 700 元，生活完全不能自理者每月 1000 元；③治疗费：病情稳定的一般患者，已参加医保的低保对象包干 400 元/月、非低保对象包干 700 元/月。

托养收费标准为：①伙食费：15 元/天；②托养费：生活能自理者每月 600 元，生活部分自理者每月 800 元，生活完全不能自理者每月 1000 元。③床位费：单人间每人每天 20 元；双人间每人每天 15 元；三人间每人每天 10 元。

县政府出台了对计生家庭的补助政策，对失独或二级以上伤残的夫妻及子女需康复者可享受每人每月 500 元补助，农村独女户或二女户夫妻需康复者可享受每人每月 300 元的补助；失独或二级以上伤残的夫妻需托养者可享受每人每月 300 元补助，农村独女户或二女户夫妻需托养者可享受每人每月 100 元的补助。

另外，新桥镇政府对于入住医养服务中心托养的 60 周岁以上新桥籍老人，每人每年给予 1200 元生活补助；对纳入精准扶贫对象，给予每人每年 1800 元生活补助。

3. 实施精准管理，实现"个性化"服务

医养服务中心打破传统粗放式服务，实施精准管理，打造方便、温馨、舒适、有人情味的医养环境，充分体现人性化，满足康复、托养人群多层次、多样化需求，为入住对象提供"个性化"服务，推动医养服务从"千篇一律"向"量身定做"的转变。

一是康复区积极实践医疗、护理、康复、生活的个性化服务模式。凡入住的康复人员，负责康复区的主管医生、护士、护工、传统康复治疗师、现代康复治疗师、心理咨询师在一周内共同从医疗、护理、康复、生活等四个方面分别为其制定个性化的服务内容。对在执行中存在的问题，做出立即整改或每个季度重新制定新一轮的个性化服务模式。

二是托养区积极实践生活、保健、休闲、娱乐的个性化服务模式，凡入住的托养人员，负责托养区的主管医生、护士、心理咨询师、护工在一周内共同从生活、保健、娱乐休闲三个方面分别为其制定个性化的服务内容。对在执行中存在的问题，作出立即整改或每个季度重新制定新一轮的个性化服务模式。

三、工作成效

1. 创建了"医—养—健—护—康—终"一体化服务新模式

当前多数医疗机构和养老机构要不互相独立，存在医院不养老，养老院不看病，难于满足老年人的"治病"与"养老"需求；要不就是医疗机构与养老机构很难处理好二者相融的关系。以上二者是针对城市、乡镇的养老社会问题提出的为老年人提供"医疗、养老、保健、护理、康复、临终关怀"一体化服务，有效弥补了养老机构在医疗服务上的"短板"，让老年人在家就近就能享受到医疗和养老无缝链接，解决了老年人在家庭、养老院、医院之间来回奔波的困境，在福建省基层医养结合发展领域搭建了传统养老体系居家养老、社区养老、机构养老三种养老方式外的"第四根脊柱"。

2. 拓宽了基层卫生发展新路径

推行医养结合服务工作，顺应了深化基层医改需要，发展了基层医疗机构"一区（乡）一品"特色专科，拓展了业务，提升了医疗技术和服务水平。促使基层医疗机构的服务对象由单一增加到多元；服务范围进一步拓宽；收入性质由纯医疗收入向医疗收入和非医疗收入并举的转变，拓宽了基层医疗机构办院和发展的新路子，使其迸发出新的生机和活力，为当前基层医改，尤其是基层医疗机构发展提供了新路子。

3. 展现了健康扶贫的新作为

此次福建省医养健康发展探索也可以说是一次脱贫攻坚战役，探索的两种模式惠及了众多因病致贫的家庭。一是解放了生产力。在以前，当地许多家庭，其成员因患有慢性病的，不仅丧失了自身劳动能力，而且一户需要多个亲属照料其生活起居，极大限制了劳动力的输出。二是提供了就业岗位。中心日均住院患者达80%以上，需要配备较多的护理员以及清洁、食堂等后勤人员。机构优先选择当地贫困人员，对他们进行专业的职业培训，为他们解决就业问题，不再为贫困所累。三是减免了贫困家庭的不少费用。自项目运行以来，平均每个机构共为患者减免伙食费16.8万元，治疗费169.2万元，合计186万元。

4. 增进了传统"孝"道的新内涵

现代家庭的规模越来越小，青年人负担养老育儿的责任越来越重，大多数家庭具有一定的经济能力，有尽孝之心，但是没有时间和精力，这类中心机构的设立很好地解决了这一家庭和社会问题。老人住在中心内不仅饮食起居可以得到悉心照料，而且原发病也可以得到及时、有效的治疗，视病情需要还可以进行传统和现代的康复疗法，以及心理辅导和精神慰藉，真正实现了"老有所养、老有所医"。老人入住中心机构后，同样能感受到家的温馨和幸福，生活上安静和舒心，真正为当代年轻人解决了尽孝问题。

5. 增强了计生家庭的获得感

配合卫健和民政部门，对计生家庭实行"一免二补三优先"。将60周岁以上计生家庭人员分为健康保健和康复托养两类人群，每个季度针对健康保健人群提供免费上门保健服务；针对康复托养人群实施康复、托养补助；针对计划生育"失独"家庭优先、计划生育独生子女伤残家庭优先、农村计划生育独女或二女户家庭予以优先。解决了计生家庭的健康医疗养老服务，提升计生家庭的健康幸福指数，让计生家庭能优先享受改革发展成果，增强获得感。

附录

相关政策、研究文章及协议

第一节　2005—2019 年养老服务政策文件

1. 国家卫生健康委办公厅、民政部办公厅、国家中医药管理局办公室《关于印发医养结合机构服务指南（试行）的通知》（国卫办老龄发〔2019〕24 号）2019 - 12 - 23

2. 国家卫生健康委办公厅国家卫生健康委办公厅印发《关于老年医学科建设与管理指南（试行）的通知》（国卫办医函〔2019〕855 号）2019 - 11 - 26

3. 中共中央 国务院印发《国家积极应对人口老龄化中长期规划》2019 - 11 - 21

4. 国家卫生健康委、中华人民共和国教育部、中华人民共和国财政部、国家医疗保障局、国家发展改革委、中华人民共和国民政部、人力资源社会保障部、国家中医药局《关于建立完善老年健康服务体系的指导意见》（国卫老龄发〔2019〕61 号）2019 - 11 - 1

5. 中共中央国务院《关于深入推进医养结合发展的若干意见》（国卫老龄发〔2019〕60 号）2019 - 10 - 25

6. 中华人民共和国民政部《关于进一步扩大养老服务供给 促进养老服务消费的实施意见》（民发〔2019〕88 号）2019 - 9 - 23

7. 国家卫生健康委员会、财政部、人力资源和社会保障部、国家市场监督管理总局、国家中医药管理局印发《关于加强医疗护理员培训和规范管理工作的通知》（国卫医发〔2019〕49 号）2019 - 8 - 27

8. 国家卫生健康委员会《关于开展老年护理需求评估和规范服务工作的通知》（国卫医发〔2019〕48 号）2019 - 8 - 27

9. 中共中央国务院印发《关于实施健康中国行动的意见》（国发〔2019〕13 号）2019 - 7 - 15

10. 国务院办公厅《关于促进家政服务业提质扩容的意见》（国办发〔2019〕30 号）2019－6－26

11. 国务院办公厅《深化医药卫生体制改革 2019 年重点工作任务》（国办发〔2019〕28 号）2019－5－23

12. 国务院办公厅《关于推进养老服务发展的意见》（国办发〔2019〕5 号）2019－4－16

13. 国家卫生健康委员会、国家发展改革委、教育部、民政部、财政部、人力资源社会保障部、国家市场监督管理总局、中国银行保险监督管理委员会、国家中医药管理局、中国残联以及中央军委后勤保障部制定了《关于促进护理服务业改革与发展的指导意见》的通知（国卫医发〔2018〕20 号）2018－6－21

14. 工业和信息化部办公厅、民政部办公厅、卫生计生委办公厅关于组织申报《智慧健康养老产品及服务推广目录》的通知（工信厅联电子函〔2017〕633 号）2017－12－4

15. 民政部、发改委关于确定第二批公办养老机构改革试点的通知（民办函〔2017〕293 号）2017－10－17

16. 国务院办公厅关于加快发展商业养老保险的若干意见（国办发〔2017〕59 号）2017－7－4

17. 国务院办公厅关于制定和实施老年人照顾服务项目的意见（国办发〔2017〕52 号）2017－6－6

18. 国家发展改革委关于印发《服务业创新发展大纲（2017－2025 年）》的通知（发改规划〔2017〕1116 号）2017－6－1

19. 国务院办公厅关于推进医疗联合体建设和发展的指导意见（国办发〔2017〕32 号）2017－4－23

20. 民政部、财政部联合印发《关于做好第一批中央财政支持开展居家和社区养老服务改革试点工作的通知》（民发〔2017〕54 号）2017－4－15

21. 民政部、财政部联合印发关于中央财政支持开展居家和社区养老服务改革试点工作绩效考核办法（民发〔2017〕55 号）2017－4－15

22. 国务院办公厅印发《关于进一步激发社会领域投资活力的意见》（国办发〔2017〕21 号）2017－3－16

23. 国务院关于印发"十三五"国家老龄事业发展和养老体系建设规划的通知（国发〔2017〕13 号）2017－2－28

24. 工业和信息化部、民政部、国家卫生计生委关于印发智慧健康养老产业发展行动计划（2017－2020 年）的通知（工信部联电子〔2017〕25 号）2017－2－6

25. 关于印发《养老服务体系建设中央补助激励支持实施办法》的通知（发改社会〔2016〕2776 号）2016 - 12 - 30

26. 国务院关于印发"十三五"卫生与健康规划的通知（国发〔2016〕77 号）2016 - 12 - 27

27. 国务院关于印发"十三五"深化医药卫生体制改革规划的通知（国发〔2016〕78 号）2016 - 12 - 27

28. 国务院办公厅关于全面放开养老服务市场提升养老服务质量的若干意见（国办发〔2016〕91 号）2016 - 12 - 7

29. 国务院办公厅关于进一步扩大旅游文化体育健康养老教育培训等领域消费的意见（国办发〔2016〕85 号）2016 - 11 - 28

30. 国家发展改革委《关于推进老年宜居环境建设的指导意见》（全国老龄办发〔2016〕73 号）2016 - 11 - 25

31. 国家卫生计生委关于印发全国护理事业发展规划（2016 - 2020 年）的通知（国卫医发〔2016〕64 号）2016 - 11 - 18

32. 民政部、财政部关于确定 2016 年中央财政支持开展居家和社区养老服务改革试点地区的通知（民函〔2016〕310 号）2016 - 11 - 11

33. 国务院关于加快发展康复辅助器具产业的若干意见（国发〔2016〕60 号）2016 - 10 - 27

34. 中共中央国务院印发《"健康中国 2030"规划纲要》（国务院公报 2016 年第 32 号）2016 - 10 - 25

35. 民政部、发展改革委、教育部、财政部、国土资源部、环境保护部、住房城乡建设部、国家卫生计生委、国资委、税务总局、国管局关于支持整合改造闲置社会资源发展养老服务的通知（〔2016〕179 号）2016 - 10 - 9

36. 关于确定第二批国家级医养结合试点单位的通知（国卫办家庭函〔2016〕1004 号）2016 - 9 - 14

37. 民政部办公厅、发展改革委办公厅关于开展以公建民营为重点的第二批养老机构改革试点工作的通知（民办发〔2016〕15 号）2016 - 8 - 19

38. 民政部、国家发展改革委印发民政事业发展第十三个五年规划（民发〔2016〕107 号）2016 - 7 - 6

39. 国务院办公厅关于促进和规范健康医疗大数据应用发展的指导意见（国办发〔2016〕47 号）2016 - 6 - 21

40. 关于确定第一批国家级医养结合试点单位的通知（国卫办家庭函〔2016〕644 号）2016 - 6 - 16

41. 中华人民共和国老年人权益保障法（2015 修正）2016 - 06 - 02

42. 中国人民银行 民政部 银监会 证监会 保监会关于金融支持养老服务业加快发展的指导意见（银发〔2016〕65 号）2016 - 3 - 3

43. 国务院关于进一步健全特困人员救助供养制度的意见（国发〔2016〕14 号）2016 - 2 - 10

44. 国务院办公厅转发卫生计生委等部门关于推进医疗卫生与养老服务相结合指导意见的通知（国办发〔2015〕84 号）2015 - 11 - 18

45. 中共中央关于制定国民经济和社会发展第十三个五年规划的建议（2015 年 10 月 29 日中国共产党第十八届中央委员会第五次全体会议通过）

46. 国务院关于积极推进"互联网＋"行动的指导意见（国发〔2015〕40 号）2015 - 7 - 4

47. 民政部、发展改革委、教育部、财政部、人力资源社会保障部、国土资源部、住房城乡建设部、卫生计生委、银监会、保监会关于鼓励民间资本参与养老服务业发展的实施意见（民发〔2015〕33 号）2015 - 2 - 3

48. 民政部、国家工商总局、国家统计局关于开展养老服务业统计工作的通知（民发〔2014〕251 号）2014 - 12 - 8

49. 国家发展改革委关于开展政府和社会资本合作的指导意见（发改投资〔2014〕2724 号）2014 - 12 - 2

50. 国家卫生计生委办公厅关于印发《养老机构医务室基本标准（试行）》的通知（国卫办医发〔2014〕57 号）2014 - 10 - 31

51. 关于加快推进健康与养老服务工程建设的通知（发改投资〔2014〕2091 号）2014 - 9 - 12

52. 财政部、民政部、全国老龄工作委员会办公室关于建立健全经济困难的高龄失能等老年人补贴制度的通知（财社〔2014〕113 号）2014 - 9 - 10

53. 财政部、发展改革委、民政部、全国老龄办关于做好政府购买养老服务工作的通知（财社〔2014〕105 号）2014 - 8 - 26

54. 保监会关于开展老年人住房反向抵押养老保险试点的指导意见（保监发〔2014〕53 号）2014 - 6 - 17

55. 关于公布首届向全国老年人推荐优秀出版物的通知（新广出函〔2014〕313 号）2014 - 9 - 30

56. 中华人民共和国住房和城乡建设部、民政部、财政部、残疾人联合会、全国老龄工作委员会办公室关于加强老年人家庭及居住区公共设施无障碍改造工作的通知（建标〔2014〕100 号）2014 - 7 - 8

57. 民政部办公厅关于开展国家智能养老物联网应用示范工程的通知（民办函〔2014〕222号）2014-6-20

58. 中国保险监督管理委员会中国保监会关于开展老年人住房反向抵押养老保险试点的指导意见（保监发〔2014〕53号）2014-6-17

59. 关于组织开展面向养老机构的远程医疗政策试点工作的通知（发改高技〔2014〕1358号）2014-6-16

60. 教育部、民政部、国家发展改革委、财政部、人力资源社会保障部、国家卫生计生委、中央文明办、共青团、中央全国老龄办联合印发《关于加快推进养老服务业人才培养的意见（教职成〔2014〕5号）2014-6-10

61. 民政部、国土资源部、财政部、住房城乡建设部关于推进城镇养老服务设施建设工作的通知（民发〔2014〕116号）2014-5-28

62. 国土资源部办公厅关于印发《养老服务设施用地指导意见》的通知（国发〔2013〕35号）2014-4-17

63. 民政部、中国保监会、全国老龄办关于推进养老机构责任保险工作的指导意见（民发〔2014〕47号）2014-2-28

64. 国务院关于建立统一的城乡居民基本养老保险制度的意见（国发〔2014〕8号）2014-2-21

65. 住建部、国土资源部、民政部、全国老龄工作委员会办公室关于加快养老服务设施规划建设工作的通知（建标〔2014〕23号）2014-1-28

66. 民政部、国家标准化管理委员会、商务部、国家质量监督检验检疫总局、全国老龄工作委员会办公室关于加强养老服务标准化工作的指导意见（民发〔2014〕17号）2014-1-26

67. 国家卫生计生委、国家中医药管理局关于加快发展社会办医的若干意见（国卫体改发〔2013〕54号）2013-12-30

68. 民政部办公厅、发展改革委办公厅关于开展养老服务业综合改革试点工作的通知（民办发〔2013〕23号）2013-12-27

69. 民政部关于开展公办养老机构改革试点工作的通知（民函〔2013〕369号）2013-12-13

70. 国务院关于促进健康服务业的若干意见（国发〔2013〕40号）2013-9-28

71. 国务院办公厅关于政府向社会力量购买服务的指导意见（国办发〔2013〕96号）2013-9-26

72. 国务院关于加快发展养老服务业的若干意见（国发〔2013〕35号）2013-9-6

73. 民政部关于推进养老服务评估工作的指导意见（民发〔2013〕127 号）2013 - 7 - 30

74. 民政部关于贯彻落实《养老机构设立许可办法》和《养老机构管理办法》的通知（民函〔2013〕222 号）2013 - 7 - 8

75. 民政部《养老机构设立许可办法》（民政部令第 48 号）2013 - 6 - 28

76. 民政部《养老机构管理办法》（民政部令第 49 号）2013 - 6 - 2

77. 商务部、民政部关于香港、澳门服务提供者在内地举办营利性养老机构和残疾人机构服务有关事项的通知（商资函〔2013〕67 号）2013 - 2 - 17

78. 国务院办公厅关于印发社会养老服务体系建设规划（2011 - 2015 年）的通知（国办发〔2011〕60 号）2011 - 12 - 16

79. 国务院关于印发中国老龄事业发展"十二五"规划的通知（国发〔2011〕28 号）2011 - 9 - 17

80. 民政部《社区老年人日间照料中心建设标准》（建标 143 - 2010）2011 - 3 - 1

81. 国务院关于鼓励和引导民间投资健康发展的若干意见（国发〔2010〕13 号）2010 - 5 - 7

82. 中华人民共和国行业标准—老年人社会福利机构基本规范 2008 - 7 - 18

83. 国务院关于鼓励支持和引导个体私营等非公有制经济发展的若干意见（国发〔2005〕3 号）2005 - 2 - 19

84. 中华人民共和国行业标准——老年人社会福利机构基本规范（MZ 008 - 2001）2001 - 2 - 6

85. 第八届全国人民代表大会常务委员会第二十一次会议《中华人民共和国老年人权益保障法》1996 - 8 - 29

第二节 医养健康相关研究文章

文章 1：以财务均衡为基础的福建省长期护理保险筹资和给付机制研究

一、前言

（一）研究背景

自 20 世纪中期，人口老龄化问题便成了世界多数国家面临的最严峻挑战之一。按国际上的惯例，如果一个地区或国家有占总人口 10% 以上的 60 岁以上老人，或 7% 以上的 65 岁以上老人，则认为该地区或国家已进入"老龄化"社会。国家统计局 2017 年的社会服务发展统计公报显示，截至 2017 年底，中国有 2 亿 4100 万人的年龄在 60 岁以上，占总数 17.30%，已远超国际上 10% 的这一界定为"老龄化"社会的比例①。福建的老龄化形势也十分严峻，到 2015 年底，福建 60 岁以上人口比例为 13.41%，65 岁以上人口比例为 8.45%②，福建也存在着严重的老龄化问题。

2016 年，人社部《关于开展长期护理保险制度试点的指导意见》，要求我国国内的 15 个城市适时推出适应各地特点的长期护理保险的试点工作，先行开展探索工作，为全国范围探索长期护理保险制度提供经验。在我国 15 个开展长期护理保险的试点城市中，我国东南沿海的大部分省市都已经开展长期护理保险的试点工作，然而福建省的长期护理保险尚未加入医保项目。

福建省老年人口的增长带来护理需求的增加，护理供不应求，导致护理供需失衡，老人的自付护理费用不断上涨。目前，福建省虽已建立全民基本养老保险和基本医疗保险制度，老人的基本生活和基本医疗能够得到保障，但属于非基本养老保险和基本医疗保险的老人生活护理费用，尚未纳入保险报销范畴，多数老人难以长期自付高额的护理费用。因此，福建省提出探索构建长期护理社会保险已经成为现实选择，通过长期护理保险制度，来解决人口老龄化带来的问题，转移老人的护理财务风险，保障老人的护理需求。

（二）问题提出

随老龄化不断进展，失能老人的护理费用逐年增加，目前的护理服务越来越难以满足老人的护理需求，同时老年时将会面对越发严重的护理财务风险。在福建省，现有社会保障制度中尚且缺少有关失能老人的长期护理保障制度，仅仅依靠家庭或政府，均难以承担其带来的巨大财务负担。

从 2000 年开始，国内大量出现对长期护理保险的相关研究，研究主要有：一类研究是对国外长期护理保险的介绍，研究国内外长期护理保险的模式和机制，借鉴国外日本、德国等国家的成功经验，探索构建具有中国特色的长期护理保险制度。另一类研究是对长期护理保险需求性的分析。研究主要是选取居民作为研究对象，问卷调查长期护理保险相关需求情况，分析影响居民对长期

---

① 国家统计局. 2017 年国民经济和社会发展统计公报［EB/OL］. 国家统计局网站，2018 - 02 - 28.

② 福建省统计局. 福建统计年鉴（2016）［M］. 北京：中国统计出版社，2016：1.

护理保险需求的各种影响因素。

可以发现，国内有关学者对长期护理保险的财务分析研究较少，然而一个保险制度的推行，必然无法避免要明确具体的筹资和给付的实施细节。因此，本研究立足于福建省，对长期护理保险制度的财务需求与供给进行分析，从而探讨福建省长期护理保险的筹资和给付机制，分为以下几个方面：

（1）福建省失能老人的长期护理保险财务需求分析需要哪些指标？如何对护理总成本进行测算？如何得到不同年龄老人的失能率？不同护理模式的使用率是否有差别？最终如何预测 2020 年福建省失能老人的长期护理保险财务需求总量？

（2）福建省长期护理保险财务供给如何分析，包括提供财务资金的参保人群规模、筹资主体及结构、负担的保费的确定、财务均衡的保险费率厘定等方面？

（3）福建省长期护理保险筹资的机制怎么设计？当失能老人发生护理服务需求，从而产生护理经济负担时，由谁来承担风险？即运营模式是借鉴美国采商用业保险模式，还是借鉴日本、德国采用社会保险模式？

（4）福建省长期护理保险给付的机制怎么设计？包括给付对象、给付标准、给付条件等如何设计？

（5）对福建省长期护理保险制度的财务均衡政策，可以有哪些的建议？

（三）概念界定

1. 失能老人

"失能"是指老人由于衰老或慢性疾病等原因，老人的身体功能出现部分受损，导致老人的日常活动能力受到限制的状态。失能老人是指由于衰老、疾病等原因丧失部分或全部自理生活能力的老人。本文按国际通行标准，将失能老人分为轻度失能、中度失能、重度失能三个类型。

2. 长期护理

根据美国医疗保险协会（HIAA）的定义，长期护理是指为患有慢性疾病或长期功能性障碍的老年人提供的长时间护理服务。长期护理与传统的医疗护理区别在于：传统的医疗护理是为了治愈疾病和挽救生命；而长期护理是为了照护丧失生活自理的老人，提高老人的生活质量。根据世界卫生组织（WHO）的定义，长期护理是指由非正规照料者（家人、朋友或邻居）和专业护理员提供给需要护理的老年人的护理活动，以保证自理能力不足的老年人生活质量和尊严①。

3. 长期护理保险

长期护理保险作为保险产品中的一种，有着风险共担、互助共济的功能，从而减轻失能老人因为发生护理风险而产生的经济负担，对提高失能老人的生活质量有重要意义。根据美国医疗保险协会（HIAA）在 1997 年对长期护理保险（Long Term Care Insurance，LTCI）的定义为：长期护理保险是指由专业照护人员提供给工作能力丧失的老人，而引起护理费用损失提供经济补偿的保险②。

从筹资主体来看，可将长期护理保险分为社会型保险和商业型保险；从筹资模式来看，可分为积累制和现收现付制两种，积累制又可分为全部积累制和部分积累制；从给付对象来看，可分为特定人群给付和全民给付。

4. 养老护理员

国家人力资源与社会保障部在 2007 年《养老护理员国家职业标准》中，对养老护理员的定义为：对生活无法自理的老年人生活进行照顾和护理的人员③。

本文所述长期护理保险中的养老护理员（下文简称"护理员"），是长期护理服务供方的主体，指具备一定护理技能，能够提供护理服务的不包括护士的人员，有些学者的研究中也被称为"护工"。（注：本文养老护理员仅指对老年人群体进行照料、康复护理的人员，不包含提供如母婴护理等其他人群的护理服务。）目前福建省护理员主要有两种：一种是来源于护理公司的签约员工，本文称其为"签约护理员"；另一种是没有固定组织与团体的自由护理员，本文称其为"闲散护理员"。

二、研究目标与意义

（一）研究目标

1. 调查福建省护理市场情况，了解通过从财务均衡角度论证福建省实施长期护理保险的可行性。从福建省长期护理保险财务需求和财务供给，探究福建省推行长期护理保险制度的财务可行性。通过对福建省失能老人数量、不同护理环境下的护理成本测算、不同失能状态老人的护理利用率，计算出福建省在

---

① 荆涛. 长期护理保险——中国未来极富竞争为的险种 ［M］. 北京：对外经济贸易大学出版社，2006：16 – 173.

② 荆涛. 长期护理保险理论与实践研究：聚焦老龄人口长期照料问题 ［M］. 北京：对外经济贸易大学出版社，2015：28.

③ 佚名. 养老护理员国家职业标准 ［EB/OL］. 湘潭医卫职业技术学院网站，2007 – 12 – 05.

2020 年的长期护理保险财务需求总量及财务均衡费率，从定量上，说明福建省试行长期护理保险的财务可行性。

2. 对福建省长期护理保险财务供给进行制度设计。通过对福建省长期护理市场的调查，结合国内外先进的经验，对福建省长期护理保险财务供给进行设计，从定性上，设计福建省长期护理保险的性质、筹资机制以及给付机制。

3. 为政府决策提供理论依据。估算福建省 2020 年的失能老人规模、长期护理成本、老人护理利用率，从而得到 2020 年福建省长期护理需求总费用；得到年均应缴纳的保费，通过财务供需均衡模型，对福建省长期护理保险供给进行政策设计，从而为政府的决策提供政策依据。

（二）研究意义

1. 理论意义

本文从财务供需视角出发，补充和完善了研究中国长期护理保险制度设计的理论和方法。长期护理保险在福建省还是全新的领域，相关文献匮乏，且相关文章大多是研究长期护理保险的模式选择和需求影响因素，极少涉及财务分析，以及筹资和给付机制的设计。本文立足福建省，通过对福建省长期护理市场情况展开实证调查，在长期护理保险财务供需均衡的情况下，探究福建省长期护理保险的筹资和给付机制，这将从财务角度丰富了福建省试行长期护理保险制度可行性，为福建省政府推行长期护理保险制度提供政策设计的理论参考，为将来的更多学者更加全面、更深层次地研究长期护理保险提供帮助。

2. 现实意义

（1）有助于解决老龄化带来的社会护理需求问题。福建省老年人口的不断增加，导致护理供需的失衡，同时缺乏相关的长期护理保障制度，导致人民群众的护理费用负担逐渐加重，这将严重影响了福建人民的健康发展需求。因此，福建省可以探索提出长期护理保险，有助于解决福建省老人护理需求问题。

（2）为福建省开展长期护理保险制度提供政策建议。福建省长期护理保险财务机制是否设计合理，关系到长期护理保险能否有效运行。在长期护理保险的探索中，保险的筹资和给付的政策是核心所在。本文通过研究福建省长期护理市场及养老护理员，分析福建省长期护理保险财务在供需均衡的情况下，探究福建省长期护理保险的基金筹集和给付机制，对福建省长期护理保险制度的筹资主体、筹资模式、费率厘定、给付对象、给付标准、给付条件等方面做出尝试性探究，寻找适合福建省长期护理保险最优财务机制的规划设计，这将对福建省长期护理保险政策的推出具有重大意义。

（3）有助于完善福建省的社会保障体系。探究福建省长期护理保险的制度设计，可以弥补社会保障在长期护理方面的缺陷，从而完善福建省的社会保障体系。

三、研究设计

（一）研究思路

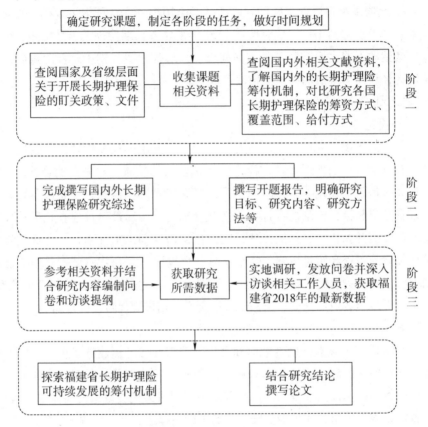

（二）研究内容

1. 福建省长期护理市场的现状调查

通过访谈和问卷的方式，以护理员和护理相关机构负责人为调查对象，调查福建省长期护理市场，了解福建省长期护理市场情况，获取福建省护理市场数据。

2. 福建省失能老人长期护理保险制度财务需求分析

（1）福建省失能老人数量。运用"中国老年健康影响因素跟踪调查"数据库测算福建省不同年龄组老年人的失能率，结合全国普查的福建省人口数据，预测福建省 2020 年不同失能状态的失能老人总数。

（2）失能老人不同护理环境的利用率。参考德国不同护理环境利用率，结合福建省实际情况，得出失能老人不同护理环境的利用率。

（3）福建省不同护理环境下的护理成本。借鉴国内学者的相关研究，结合福建省的实地调查情况，测算不同护理环境中的人均年护理成本。

（4）预测福建省2020年长期护理财务需求总量。结合福建省失能老人数量、失能老人不同护理环境的利用率、不同护理环境下的护理成本这三个指标，加总可得到2020年福建省失能老人的长期护理费用支出，即福建省2020年长期护理财务需求。

3. 福建省长期护理保险财务供给分析

长期护理保险财务供给是建立在筹资模式、财务模式、参保人群、缴费率厘定的基础之上的。通过建立福建省长期护理保险的财务收支均衡模型，依据基金平衡原理，长期护理保险财务的总供给等于失能老人长期护理费用支出，从而厘定均衡费率。

4. 福建省长期护理保险筹资机制设计

通过分析商业保险模式和社会保险模式，以及现收现付制与基金积累制的筹资模式的选择，探寻福建省长期护理保险制度的最佳模式，确定筹资主体、筹资结构、筹资标准等。

5. 福建省长期护理保险给付机制设计

最佳给付机制设计，包括给付对象的确定、给付的资格、待遇水平、给付方式等。

（三）资料来源

1. 国家统计局第六次人口普查数据

采用国家第六次人口普查有关福建省的人口数据，测算2020年福建60岁以上人口数，如表1-1所示。

表1-1 2010年福建省部分人口数量（单位：人）

2010年	50~54岁	55~59岁	60~64岁	合计
合计	2 126 496	192 773	128 666	2 447 935

2. 中国健康与养老追踪调查（CHARLS）

采用2011、2013、2015年开展的"中国健康与养老追踪调查"（China Health And Retirement Longitudinal Study，CHARLS），选取其中有关老人健康状态的调查数据，用以测算福建省老人的失能情况，利用到的资料数据如表1-2所示。

表1-2 全国追踪调查数据分布表（单位：人）

健康状态	2011 年样本	2013 年样本	2015 年样本
健康	3 285	1 824	1 365
轻度失能	4 550	1 452	1 896
中度失能	138	112	95
重度失能	104	76	67
死亡	3 129	2 918	1 267

3. 2016—2017 年福建省护理市场调查

（1）抽样方法：问卷采取分层—随机抽样法。根据地级市名单，划分闽东、闽南、闽西、闽北、闽中五块区域，并根据近五年各区域 GDP 指数与政策从福建省九个设区市（包括平潭综合实验开发区）中抽取福州、厦门、莆田、泉州、龙岩、三明、南平 7 个城市作为调查样本城市，抽样医院、养老院共 14 家（包括福建医科大学附属第一医院护养中心、福建医科大学附属第一医院、厦门金山养老院、厦门大学附属第一医院、莆田附属医院、莆田涵江区江口幸福养老院、泉州市第二医院、泉州鲤城区养老院、龙岩第一医院、龙岩新桥卫生院医养结合中心、三明市第一医院、三明永安国德养老院、南平市第一医院、南平山海护理院），以护理员作为调查对象，进行问卷发放。其中，医院进行以科室为单位的分层抽样，并在科室内进行简单编码后的系统抽样；养老院由于护理员数量较少，基本进行了全养老院护理员的普查。

（2）问卷数量：本次调查共发放护理员问卷 690 份，回收有效问卷 630 份，有效回收率 91.30%。（其中福建医科大学附属第一医院护养中心 32 份、福建医科大学附属第一医院 53 份、厦门大学附属第一医院 57 份、厦门金山养老院 52 份、莆田附属医院 53 份、莆田江口幸福养老院 34 份、泉州市第二医院 51 份、泉州鲤城区养老院 57 份、龙岩第一医院 51 份、龙岩新桥卫生院医养结合中心 80 份、三明市第一医院 64 份、三明永安国德养老院 40 份、南平第一医院 35 份、南平山海护理院 26 份）。

（3）问卷对象：包括闲散护理员和来自陪护公司的签约护理员。

（4）问卷内容：①基本情况；②工作现状。问卷见附件 1。

（5）信度效度：问卷内容效度指数为 0.69，折半信度系数为 0.685，重测信度系数为 0.615，可接受作为本次的调查问卷。问卷采用 Epidata 对数据整理、录入，使用 Excel、SPSS 软件对数据进行处理与分析，定性资料用百分比表示，数据分析采用 χ^2 检验，以 P < 0.05 表示差异有统计学意义。

4. 2018 年不同护理环境的机构实地调查

根据不同的护理环境，分为居家护理、社区护理、机构护理，在社区服务机构、养老院、医疗机构、护理公司等各抽取 1~2 家，实地调研访谈了福州市晋安区王庄街道社区养老服务照料中心、福建医科大学附属第一医院附一护养中心、福州五福缘养老院、福建医科大学附属第一医院、福建康盟护理服务有限公司等 5 家机构的护理相关负责人。并选择所调查的机构中的护理员各 5~20 名进行随机调查，了解 2018 年的护理员现状，并与 2016 年的护理员现状是否发生改变做了对比。

（四）研究方法

1. 文献研究法

（1）通过查阅文献资料了解国内外的长期护理保险筹付机制，对比研究各国各地区不同制度的长期护理保险的资金筹资方式、保险覆盖范围以及护理给付形式等，查阅国家及省级层面关于开展长期护理保险的相关政策、文件，从而为福建省长期护理保险制度的建设提供合理化建议。

（2）根据论文测算过程的需要，本文查阅了大量的国内外学者对长期护理保险的测算文献，在对比研究，再结合福建省实际情况，参考了包括人力成本占比、护理人力配置等测算过程需要的文献参数，从而帮助确定福建省长期护理保险制度的财务路径选择。

（3）通过查阅统计年鉴数据和国内外学者研究的数据，应用相关数据参与文章的测算，如采用国家人口普查数据，测算 2020 年福建省 60 岁以上人口规模；采用北京大学开展的"中国健康与养老追踪调查"测算福建省不同健康状态的失能老人数量。

2. 财务供需均衡模型

长期护理保险的需求是指一定时期内护理服务的需求者愿意且有能力购买的护理服务量，长期护理保险的供给是指一定时期内长期护理保险机构愿意且有能力提供的护理服务量。长期护理保险的供需均衡是指参保人的护理保险需求量与护理保险供给方提供的供给量的一种状态。也就是说，如果保险供给方提供的护理服务能够满足参保人的护理服务需要，则长期护理保险的需求和供给达到了均衡。

不同群体的投保人由于健康状态、收入水平、需求偏好等因素的不同，对长期护理保险需求存在差异；而长期护理保险供给受到资金筹集状况、财政支持能力等因素制约，其供给是有限的。本文试图在对长期护理保险基金财务均衡测算的基础上，对福建省长期护理保险财务均衡提出政策建议，从而为福建省推行长期护理保险制度提供理论依据。

3. 问卷调研法

（1）是 2016—2017 年福建省长期护理市场调查的核心调查手段，在这过程主要通过合理科学抽样、预调查发放问卷、培训调查员等进行质量控制把关。采用分层 - 随机抽样法。

①样本分布。抽样根据地级市名单，通过查阅相关文献及网站，划分闽东、闽南、闽西、闽北、闽中五块区域，并根据近五年各区域内地市的 GDP 指数与政策从福建省九个设区市（包括平潭综合实验开发区）中抽取福州、厦门、莆田、泉州、龙岩、三明、南平 7 个城市作为本次调查的样本城市。继而运用随机抽样选择在各级选择对医养结合及长期护理有一定研究探索的代表性医院、养老院各 1 ~ 2 家（主要是在之前全省全面摸底调查后抽取各地较为有代表性的机构），以护理员和相关管理人员作为调查对象，并确定调查的样本数进行问卷的发放。

③样本量：根据前期对文献的阅读参考，可对调查样本城市中的医疗卫生或养老机构等各发送 20 ~ 100 份问卷。

③统计学分析：对于回收的问卷应用 Epidata 对问卷进行双机录入、使用 SPSS、Excel 软件进行统计分析，选取适合的统计分析方法进行分析。

（2）更新调查福建省 2018 年护理市场的最新发展现状：选择所调查的护理员公司、医疗机构、养老院、社区服务机构护理员各 5 ~ 20 名，更新对护理员的待遇及工作强度等信息的认识。

4. 实地访谈法

（1）护理员公司、医疗机构、养老院、社区卫生服务中心的管理人员：选择福建省护理市场较为完善的护理员公司、医院、养老院、社区服务机构各 1 ~ 2 家，访谈机构负责人，获取该机构护理相关的财务信息，掌握该机构统筹地区的护理（员）市场发展状况。

（2）医保相关的行政管理人员：选择 1 ~ 2 家医保相关行政机构，了解其对福建省长期护理保险的最新设计想法，帮助预测福建省长期护理保险的政策设计的发展。

5. 实地观察法

现场调查主要在调研中观察被调研对象的情况为主，观察了解护理员的待遇、工作时长等基本信息，可以利用在医院和养老院调查护理员的同时，观察被护理对象年龄分布、身体状况、需要护理情况和经济情况等基本信息，以此加固对护理（员）市场现状的了解。

6. 专家咨询法

咨询数名涉及管理学、统计学、护理学、社会学、经济学、人口学、保险学等研究领域的专家，根据其专业知识、经验和分析判断能力，听取专家对护理员市场测算方法更新、更好、更有针对性、可行性的建议，对促进本研究有一定的帮助。

四、福建省护理市场调查情况

（一）2016—2017 年福建省长期护理市场调查

1. 被调查护理员的基本情况

在 630 个调查对象中，签约护理员 304 人，闲散护理员 326 人。大多数护理员为女性，男女比例接近 2：3，这里原因可能在于女护理员照顾异性比男护理员照顾异性方便；护理员总体年龄偏大，45～55 岁居多，多为中年人；户籍多来自农村，以外来打工者和下岗女工为主；专业护理技能不足，多为小学及以下学历。

表 2-1 被调查护理员基本情况（单位：人）

项目		总情况		签约护理员		闲散护理员	
		人数	比例（%）	人数	比例（%）	人数	比例（%）
性别	男	236	37.46	112	36.84	124	38.04
	女	394	62.54	192	63.16	202	61.96
年龄	25 岁及以下	10	1.59	4	1.32	6	1.84
	26～35 岁	28	4.44	14	4.61	14	4.29
	36～45 岁	90	14.29	44	14.47	46	14.11
	46～55 岁	362	57.46	180	59.21	182	55.83
	55 岁以上	140	22.22	62	20.39	78	23.93
户籍	外来打工	248	39.37	142	46.71	106	32.52
	附近农村	380	50.79	134	44.08	194	50.31
	本地居民	62	9.84	28	9.21	56	17.18
文化程度	小学及以下	420	66.67	166	54.61	254	77.91
	初或高中	180	28.57	114	37.50	66	20.25
	专科	24	3.81	18	5.92	6	1.84
	本科及以上	6	0.95	6	1.97	0	0.00
合计		630	100	304	100.00	326	100.00

2. 签约护理员与闲散护理员之间用工现状分析

签约护理员与闲散护理员在用工现状存在显著差别，月工作天数、月平均收入、福利保险、继续从事意愿上检验结果都有统计学意义。（见表2-2）

表2-2 被调查地区护理员工作现状（单位：人）

工作现状	项目	总情况		签约护理员		闲散护理员		χ^2	P
		人数	比例（%）	人数	比例（%）	人数	比例（%）		
月工作量	10天及以下	4	0.63	0	0.00	4	100.00	36.227	0.000
	11~15天	8	1.27	0	0.00	8	100.00		
	16~20天	30	4.76	0	0.00	30	100.00		
	21~25天	102	16.19	78	76.47	24	23.53		
	25天以上	486	77.14	226	46.50	260	53.50		
月均收入	1000元及以内	84	13.33	0	0.00	84	100.00	117.824	0.000
	1001~3000元	148	23.49	24	16.22	124	83.78		
	3001~5000元	344	54.6	256	74.42	88	25.58		
	5001~7000元	50	7.94	24	48.00	26	52.00		
	7000元以上	4	0.63	0	0.00	4	100.00		
结算方式	按小时	4	0.63	0	0.00	4	100.00	58.588	0.000
	按天数	144	22.86	26	18.06	118	81.94		
	按月数	428	67.94	270	63.08	158	36.92		
	按病人数量	54	8.57	8	14.81	46	85.19		
每年福利保险	无福利保障	418	66.35	104	24.88	314	75.12	136.261	0.000
	100元及以内	54	8.57	54	100.00	0	0.00		
	101~300元	104	16.51	92	88.46	12	11.54		
	301~500元	24	3.81	24	100.00	0	0.00		
	501~700元	12	1.9	12	100.00	0	0.00		
	700元以上	18	2.86	18	100.00	0	0.00		

（1）工作量。被调查护理员总体上工作量集中在每月工作25天以上，工作强度较大。在访谈中得知目前护理员工作模式分为：①传统型：病人护理员比例为1：1，24小时看护，主要是闲散护理员的工作形式。②新型：12人/小时，采用轮班制度。签约护理员大部分采用新型制度，但有些医院病人较少，不适用，仍采用传统型。

（2）每月平均收入。被调查护理员总体月均收入集中在3 000~5 000元。

闲散护理员的高收入与低收入人群都比签约护理员多。签约护理员收入相对稳定，公司提供基本工资，根据工作量提成，多劳多得。

（3）工资结算方式。以按月数为主，部分以按天数和小时结算。闲散护理员主要是以小时或天数计算的钟点工；其中签约护理员则相对较为稳定，如福建省瑞泉护理服务有限公司采用按月结算制度，实行轮班制度160元/天，保底工资4 000元；每月不足4 000元，护理员公司会给予补充，超出4 000元的部分，公司收20%~25%的工资。

（4）培训情况。福建康盟护理服务有限公司、福建瑞泉护理服务有限公司都各自在福建省形成较为完善的一套护理培训流程，自编护理培训教材；福建医科大学附属第一医院护养中心有专门的养老护理员培训护士教师团队；泉州医学高等专科学校有开设护理技能培训课程。另外，据调查，其他一些机构只有简单的老护理员带新护理员的培训条件。

（5）福利保障。闲散护理员几乎没有福利保障，签约护理员中的护理员小组长会有100~500元不等由陪护公司提供的基本保险，可以激励部分护理员努力工作，但相对其他职业来说保障还显得不足。

（二）2018年福建省不同护理环境的实地调查

1. 机构调查情况

经过实地调研，并访谈了福建医科大学附属第一医院护养中心、福州市晋安区王庄街道社区养老服务照料中心、福建医科大学附属第一院、福州五福缘养老院、福建康盟护理服务有限公司等5家机构的护理（员）相关负责人，了解到不同类型机构的护理员护理成本也不同，具体如表2-3所示。

表2-3 2018年被调查机构护理员护理成本情况

项目机构名称	福建康盟护理服务有限公司	福建医科大学附属第一院	福州市晋安区王庄街道社区养老服务照料中心	附一护养中心	福州五福缘养老院
人员规模	护理员500余员工	签约护理员80余人，闲散护理员50余人	20余人，扩招评估员，护理员	30余人	10人左右，不定期有志愿者
人力成本	均签约护理员，护理员月工4 500~7 000元不等	2018年与福建康盟护理服务有限公司签约	护理员月工资2 500~5 000元不等	自主招聘，护理员工资3 000~5 500元不等	均闲散护理员，月工资2 000~4 000不等

续表

项目机构 名称	福建康盟护理 服务有限公司	福建医科大学 附属第一院	福州市晋安区 王庄街道社区养 老服务照料中心	附一护养中心	福州五福缘 养老院
管理成本	商业性质，管理成本较高，支付培训、评估过程产生的费用	交由护理公司负责	有自主设计的培训评估流程	社会福利性质，管理成本较低	社会福利性质，管理成本较低
其他成本	更新技术、物料成本	交由护理公司负责	其他成本比例低	其他成本比例低	几乎不存在其他成本
护理内容	医疗护理为主，母婴护理、养老护理少	医疗护理为主	医疗护理与养老护理相结合	医疗护理与养老护理相结合	养老生活护理为主，医疗护理比较吃力

2. 护理员调查情况

（1）工作量。相较 2016 年，护理员的工作内容有所增加，但由于每家机构的护理员队伍规模都有所扩大，每个人的护理工作量差异并不大，目前工作模式分为：①一般护理：病人护理员比例为 1∶3～1∶20，1～2 名护理员包干 1～5 个病房的老年人的护理工作。②特殊护理：一对一，24 小时看护。

（2）月均收入。被调查护理员的总体水平在每月平均收入相较 2016 年有所提高，如福建康盟护理服务有限公司从 2016 年的轻度护理 150 元/天，中度 180元/天，重度护理 200/天上涨为 2018 年的轻度护理 180 元/天，中度 200 元/天，重度护理 230/天。养老院、社区服务因其福利性质，导致护理员工资收入在两年间收入并无较大差别，集中在 3 000～5 000 元。

（3）工资结算方式。绝大多数机构从按天数和小时结算的方式，转为按月数结算。如优护健康公司采用按月结算制度，绩效考核的方式，进行奖惩，以及发放补贴、年金等福利。

（4）培训情况。福建康盟护理服务有限公司和福建瑞泉护理服务有限公司都各自在福建省形成较为完善的一套护理培训流程，自编护理培训教材。同时，福建康盟护理服务有限公司还自编护理培训视频，建立了准入考核、技能与沟通培训、绩效考核，奖惩晋升等一套完善的护理人力培养流程。

（5）福利保障。相较 2016 年福建省护理员的保障情况并没有很大提升，无法给护理员提供足够的保障，故此，福建在护理员福利保障方面同样还有很长的路要走。

五、福建省长期护理保险财务需求分析

在参考宋占军测算全国长期护理保险费用的方法基础上，先设定不同护理等级所需的护理人员数量，再和护理人员的平均工资相乘，从而测算总费用。**具体公式：2020 年福建省不同护理环境中各失能老人的护理财务需求= 老年人长期护理需求者数量× 老年人长期护理总费用= 福建省2020 年各失能状态老年人数量× 不同环境的年护理成本× 各失能老人对不同护理环境利用率。**首先以福建省 2020 年 60 岁以上老年人口预测和各健康状态老年人的失能率，估算福建省 2020 年失能老年人数，即长期护理需求者数量。再结合福建省实际情况，得到失能老人长期护理的年支出总费用，最后得出福建省 2020 年长期护理保险的总财务需求。

（一）福建省老年总人口规模测算

基于国家第六次人口普查中福建省数据，测算 2020 年福建省 60 岁以上老人数量。考虑到国家 2015 年统计数据显示，福建省人均寿命为 74.4 岁。因此，2020 年福建省 60 岁以上老年人口，可以使用 2010 年 50～64 岁人口数量暂为代替，计算出 2020 年福建 60 岁以上老人数量约为 538.13 万人，如表3－1 所示。

表 3－1　2020 年福建省老人数量（单位：人）

2010 年	50～54 岁	55～59 岁	60～64 岁	合计
2020 年	60～64 岁	65～69 岁	70～74 岁	
合计	2 126 496	1 954 524	1 300 258	5 381 278

数据来源：国家第六次人口普查数据。

考虑到医疗条件的不断改进，2020 年时 75 岁以上老年人口的生存率在提高，60－75 岁人口的死亡率在下降，福建省人均期望寿命有可能不断增加，并且 75 岁以上还存在部分人口，因此，在该基础上增加 15% 的人口数，得到 2020 年福建省 60 岁以上老年人口数量为 618.85 万人。

（二）各健康状态的老年人口测算

选用"中国养老追踪调查"2011 年、2013 年和 2015 年追踪调查数据①，该调查在 2011 年以 55 岁以上的老年人为研究对象，这些老年人在 2015 年的追踪

---

① 海龙. 我国高龄老人长期护理需求测度及保障模式选择［J］. 西北人口，2014（2）：40－44.

调查中年龄为 59 岁以上，其调查结果可以假定为福建省 60 岁以上老人的研究人群的失能状态。

借鉴"美国国家长期护理调查"（NLTCS）失能老人定义①，以及台湾对失能老人失能等级的划分，据此，将老年人分为五种不同程度的健康状态，其中，把 1~2 项 ADL 障碍的定义为"轻度失能"，3~4 项 ADL 障碍的健康受损体定义为"中度失能"，5 项及以上 ADL 障碍的功能障碍体定义为"重度失能"。如表 3-2 所示。

表 3-2　老年人健康状况分类表

健康状态	状态描述
健康	无 ADL 障碍
轻度失能	1~2 项 ADL 障碍；无认知障碍
中度失能	3~4 项 ADL 障碍；无认知障碍
重度失能	5 项及以上 ADL 障碍；无认知障碍
死亡	身故[8]

注：借鉴 NLTCS 对失能老人的定义及我国台湾对失能老人失能等级的划分。

从 2011 年样本量来看，健康老人占总数 29.30%，轻度失能占 40.60%，中重度失能占 2.20%。从 2013 年样本来看，健康老人占总数 28.60%，轻度失能占 22.80%，中重度失能占 2.90%，从 2015 年样本来看，健康老人占总数 26.20%，轻度失能占 36.40%，中重度失能占 3.10%，总体上，老人的健康水平随着时间推移不断下降，失能老年人比例上升。（见表 3-3）

表 3-3　2011—2015 年全国追踪调查数据分布表（单位：人）

健康状态	2011 年样本		2013 年样本		2015 年样本	
	频数	百分比（%）	频数	百分比（%）	频数	百分比（%）
健康	3 285	29.30	1 824	28.60	1 365	26.20
轻度失能	4 550	40.60	1 452	22.80	1 896	36.40
中度失能	138	1.25	112	1.75	95	1.82
重度失能	104	0.95	76	1.19	67	1.29
死亡	3 129	27.90	2 918	45.70	1 267	34.30

---

① RUBIN R M, WIENER J M, MEINERS M R. Private Long-Term Care Insurance Simulations of a Potential Market [J]. Medical Care, 2004：182-193.

根据表3－1数据，结合表3－3中CHARLS的统计描述，*利用公式：各健康状态老年人口＝2020 年福建省60 岁以上老年人口数量×2015 年CHARLS 各健康状态老年人百分比*。如：2020 年轻度失能老人数＝618.85 万人×36.40% ≈ 225.26 万人，中度失能老人数＝618.85 万人×1.82% ≈11.26 万人，重度失能老人数＝618.85 万人×1.29% ≈7.98 万人，得到2020 年福建省各健康状态老年人口规模数据，如表3－4所示。即2020 年福建省不同程度的失能老年人总数为2020 年福建省轻、中、重度失能老人的总和，约为244. 50 万人，其中，中重度失能老人总数约为19. 24 万人。

表3－4　福建省2020 年不同程度的失能老年人数（单位：万人）

健康状态	轻度失能	中度失能	重度失能	合计
人口	225. 26	11. 26	7.98	244.50

（三）护理员数量的动态测算

参考台湾的"长期照顾十年计划"，老年人应接受 ADL 评估，分轻、中、重度失能 3 个护理等级。本文将可以自理的"轻度失能"护理等级定义为"三级护理"，将"中度失能"护理等级定义为"二级护理"，将最严重的"重度失能"护理等级定义为"一级护理"。参考魏华林等人在《养老大趋势——中国养老产业发展的未来》中根据民政部《老年人社会福利机构基本规范》提出的标准，确定护理员与老人的配置标准为：护理员与轻度失能老人（三级护理）配置标准1: 5 至 10；护理员与中度失能老人（二级护理）配置标准1: 3.5 至5；护理员与重度失能老人（一级护理）配置标准1: 2.5 至3.5。[①]

表3－5　护理员与老人失能情况的配置标准

护理等级	类型	低标准	高标准
三级护理	护理员：轻度失能老人	1：10	1：5
二级护理	护理员：中度失能老人	1：5	1：3.5
一级护理	护理员：重度失能老人	1：3.5	1：2.5

对需要护理的老人而言，按表3－1得出的老人数量，分别乘表3－5的高低配置，得到相应护理员数量，*公式为：低、高标准的各失能等级老人所需护*

---

① 魏华林，金坚强. 养老大趋势——中国养老产业发展的未来［M］. 北京：中信出版社，2014：206－217.

理员数量= 各失能等级老年人口规模×各失能等级护理配置标准，如：低标准2020年三级护理老人所需护理员数量=225.26万人×1/10≈22.53万人，高标准2020年三级护理老人所需护理员数量=225.26万人×1/5≈45.05万人，具体结果见表3-6。

表3-6 2020年福建省老年护理员数量（单位：万人）

健康状态	低标准	高标准
轻度失能	22.53（暂不考虑）	45.05（暂不考虑）
中度失能	2.25	3.21
重度失能	2.28	3.19
中重度失能合计	4.53	6.40

就健康自理以及轻度失能的老年人而言，OECD国家没有专门的人力资源配置标准。健康自理以及轻度失能的老人可依托现有的社区资源，本文对其需要的护理员不再做具体测算。如果长期护理保险的保障人群暂时不考虑轻度失能的老年人，那么剔除轻度失能老人所需要的长期护理服务人员，则中重度失能老人所需护理员总数的低标准和高标准分别为4.53万人和6.40万人，均值为5.47万人。2020年福建省60岁以上中重度失能老人总数为19.24万人，配置5.47万名专业护理人员，即大约3.52名老人拥有1名专业长期护理工作人员，这与国际上每3个失能老人配备1名护理员的标准基本符合。

（四）不同护理环境成本测算

不同的护理环境的服务内容并相同，造成不同护理环境下的成本差异较大。因此，需要了解不同护理机构的成本结构，确定不同护理环境下的护理成本。护理环境可分为居家护理、社区护理、机构护理三种（其中居家护理指老人在家里接受护理，主要形式为上门服务；社区护理是指由社区提供主要护理服务；机构护理是指需护理的老人在养老院、护理院等养老机构里发生的，由医护人员或护理员提供的基础医疗保健和日常生活照料等护理服务）。护理成本包括人力成本、管理成本、材料消耗等其他成本等。

1. 居家护理成本

居家护理按服务内容可分为：医疗护理，包括上门诊断、换药、开药等；生活护理，包括买菜，打扫卫生、帮助进食等；心理护理，包括缓解病人心理压力等。居家护理成本可包括人力成本、物料成本等费用。人力成本的计算为：如果由护理员护理，则人力成本可由护理时数、护理人数和护理时薪来计算；如果为家属护理，则人力成本为对家属的误工费等间接费用，家属误工费可以通过护理有效时数、人均时薪、护理家属数来计算。我国学者吴淑琼通过 PPS 抽样方法，对 204 个老人跟踪调查，得出人力成本是居家护理的主要成本；学者郑文辉在分析了我国台湾省台中市居家护理服务成本，得到人力成本为居家护理总成本的 80% 以上。可以看出，人力成本占据居家护理成本的绝大部分，同时福建省与我国台湾的社会发展情况存在一定相似性，据此，本文可假定居家护理成本是人力成本的 1.2 倍。

2. 社区护理成本

一般由社区卫生服务机构和乡镇卫生院提供服务，提供生活照料、医疗保健、物质支援和精神慰藉等护理服务。根据福建省卫生和计划生育委员会统计的卫生计生事业发展情况数据显示，截止 2016 年，福建共有社区卫生服务中心（站）555 所，床位 3 377 张，卫生技术人员 10 746 人；乡镇卫生院 880 所，床位 30 387 张，卫生技术人员 29 905 人①。由此可看出，福建省具备开展失能老人社区护理的条件，这有助于推动福建省试点运行长期护理保险制度。

在调查中发现，居家护理和社区护理的护理服务提供者来源相似，均来源于社区卫生服务机构或家政公司，同时老人通常居家护理和社区护理存在部分交叉。国务院印发的《社会养老服务体系建设规划（2011—2015 年)》中，对社区服务的定义里，包含"居家养老支持"，而对"居家养老支持"具体哪些内容并未明确说明，两者定义上存在逻辑交叉，界定不明②。在 2017 年国务院发布《"十三五"国家老龄事业发展和养老体系建设规划》中，已将居家与社区合并表述，提出"夯实居家社区养老服务基础"③。因此，本文假设居家护理和社区护理的护理成本相等。

结合上文表 3 - 6 中提到的养老护理员与老人自理情况的高低配置标准，本文假设对于居家/社区护理来说，护理人员服务产能是每位护理人员能够平均服务 8 位三级护理等级老人，或能够服务 4 位三级护理等级老人，或能够服务 2 位一级护理等级老人。根据福建省统计局发布的 2016 年福建省社平工资显示，2016 年福建省居民服务业年均工资为 48 040 元④。结合上文所述的护理员服务

① 国家统计局. 2017 年国民经济和社会发展统计公报［EB/OL］. 国家统计局网站，2018 - 02 - 28.

② 国务院. 社会养老服务体系建设规划（2011—2015 年）［EB/OL］. 中国政府网，2011 - 12 - 27.

③ 国务院. "十三五"国家老龄事业发展和养老体系建设规划［EB/OL］. 中国政府网，2017 - 03 - 06.

④ 福建省统计局. 2016 年福建省城镇非私营单位就业人员平均工资数据的通告［EB/OL］. 福建省统计局网站，2017 - 05 - 27.

产能,以及假定居家/社区护理成本是人力成本的 1.2 倍。**通过公式:2016 年福建省不同护理等级的居家/社区护理成本=2016 年福建省居民服务业年均工资×倍数×不同护理等级的护理人员服务产能**,如:2016 年福建省三级护理等级的居家/社区护理成本 = 48 040 元 × 1.2 × 1/8 ≈ 7 206 元,二级护理、一级护理的护理成本计算公式同上,可计算得到居家/社区护理的不同护理等级成本,如表 3-7 所示。

表 3-7　2016 年福建省居家/社区护理不同护理等级成本(单位:元/年)

护理等级	三级护理	二级护理	一级护理
居家/社区护理成本	7 206	14 412	28 824

由于存在通货膨胀率,护理总成本中的人力成本、物料成本和管理成本都会随着时间增减,所以,本文假定福建省长期护理总成本同服务业工资同比增长,增长率定为年增长 5%。**通过公式:2020 年福建省不同护理等级的居家/社区护理成本=2016 年福建省不同护理等级的居家/社区护理成本× $(1+5\%)^n$**,$n=4$。则 2020 年福建省居家/社区护理不同护理等级成本如表 3-8 所示。

表 3-8　2020 年福建省居家/社区护理不同护理等级成本(单位:元/年)

护理等级	三级护理	二级护理	一级护理
居家/社区护理成本	8 758.94	17 517.88	35 035.75

3. 机构护理成本

机构护理的成本包括人力成本、耗材成本的直接成本;设施折旧费、管理成本、培训成本等间接成本。耗材成本、设施折旧费算是物料成本,则机构护理总成本 = 人力成本 + 物料成本 + 管理成本 + 培训成本。这里,采用彭雅君通过成本核算法对深圳市不同等级的护理项目成本的比例核算结果,如表 3-9 所示。

表 3-9　不同等级护理成本的构成比例(单位:%)

护理等级	人力成本	物料成本	管理成本	培训成本
三级护理	56.16	39.08	2.64	2.12
二级护理	52.90	38.56	3.42	5.12
一级护理	46.80	40.15	4.90	8.15

从表 3-9 中可以看出,不同等级护理的人力成本的比重都是最高的,分别为 56.16%、52.90% 和 46.80%,即三、二、一级护理总成本是人力成本的 1.

78 倍、1. 89 倍和2. 14 倍。结合表3－9 的不同护理等级成本比例，以及上文提到的护理人员服务产能和2016 年福建省居民服务业年均工资为48 040 元，**得到公式：2016 年福建省不同护理等级的机构护理成本＝2016 年福建省居民服务业年薪×不同护理等级的人力/机构护理成本倍数×不同护理等级的护理服务产能**，如：2016 年福建省机构护理的三级护理成本 ＝48 040 元×1.78 ×1/8 ≈10 689 元，二级、一级护理成本计算公式同上，可得表3－10。

表3－10 2020 年福建省机构护理不同护理等级成本（单位：元/年）

护理等级	三级护理	二级护理	一级护理
机构护理成本	10 689	22 699	51 403

由于存在通货膨胀率，护理总成本中的人力成本、物料成本和管理成本都会随着时间增减，所以，本文假定福建省长期护理总成本同服务业工资同比增长，增长率定为年增长5%。**通过公式：2020 年福建省不同护理等级的机构护理成本＝2016 年福建省不同护理等级的机构护理成本× $(1+5\%)^n$, $n=4$** 。则2020 年福建省机构护理不同护理等级成本，如表3－11 所示。

表3－11 2020 年福建省机构护理不同护理等级成本（单位：元/年）

护理等级	三级护理	二级护理	一级护理
机构护理成本	12 992.55	27 590.78	62 480.67

（五）不同护理方式使用率

不同失能等级的老人会选择不同的护理环境，一般，失能程度越高，需要护理越专业，护理时间越长，对机构护理的需求就越大。2010 年德国接受护理服务约242 万人，其中居家/社区护理约160 万人，机构护理约71 万人，具体各护理模式选择比例如表3－12，其中比例为各失能等级在不同护理模式下的人数占接受长期护理服务总人数242 万人的比例。

表3－12 2010 年德国各护理模式选择比例（单位:%）

失能等级	居家/社区护理	机构护理
轻度	43.00	13.05
中度	20.23	11.81
重度	5.90	6.01

福建省老年人对家庭有较强归属感等因素。2016 年《上海市老龄事业发展十三五规划》提出"以居家为基础、社区为依托、机构为支撑的"9073"养老

格局，即90%居家养老护理；7%社区养老护理；3%机构养老护理①。调查中发现，福建省长期护理同样出现这样的现象，呈现"以居家/社区护理为主，机构护理为支撑"。因此，本文结合德国不同护理服务等级的护理环境选择比例，以及97%居家/社区护理，3%机构护理的护理环境选择，得到福建省不同失能等级护理选择结构比例如表3-13。

表3-13 福建省各失能老人对不同护理环境选择比例（单位:%）

失能等级	居家/社区护理	机构护理
轻度失能	41.71	1.25
中度失能	19.62	0.59
重度失能	5.72	0.17

由于前文提到轻度失能暂时不纳入考虑范围，那么最后的福建省中重度失能老人对不同护理环境选择比例如表3-14所示。

表3-14 福建省中重度失能老人对不同护理环境选择比例（单位:%）

失能等级	居家/社区护理	机构护理
三级护理	—	—
二级护理	75.17	2.26
一级护理	21.92	0.65

（六）福建省长期护理保险财务需求总量

根据表3-4对福建省2020年各失能状态老年人数量的预测，再结合表3-8和表3-11不同环境的年护理成本，以及表3-12各失能老人对不同护理环境利用率，加总得到福建省2020年各失能老人长期护理保险财务需求总量，**公式为:2020年福建省不同护理环境中各失能老人的护理财务需求= 福建省2020年各失能状态老年人数量× 不同环境的年护理成本× 各失能老人对不同护理环境利用率**。如2020年福建省居家/社区护理中三级护理的护理财务需求＝福建省2020年轻度失能（三级护理）老年人数量×居家/社区护理中三级年护理成本×三级护理老人对居家/社区护理利用率＝225.26万人×12 992.55元×41.71%≈122.07亿元，其他各失能状态老人在不同护理环境下的长护险财务需求计算

---

① 上海市人民政府. 上海市人民政府关于印发《上海市老龄事业发展"十三五"规划》的通知［EB/OL］. 上海市人民政府网，2016-09-30.

方式同上，具体结果如表 3 - 15 所示。2020 年福建省各失能老人的护理财务需求总量为 1 336 502. 95 万元，大约 133. 65 亿元。考虑到基金沉淀，基金年度结余控制在 15% 以内，2020 年福建省各失能老人的护理财务需求总量 = 2020 年福建省各失能老人的护理财务需求总量 × （1 + 15%） = 133. 65 亿元 × （1 + 15%）≈ 153. 70 亿元。由此可见，福建省长期护理保险财务需求潜力巨大。

表 3 - 15　福建省各失能老人的长期护理保险财务总需求

		人均年护理成本（元）	利用率（%）	护理需求量（万人）	财务总需求（万元）
居家/社区护理	三级护理	12 992. 55	41. 71	225. 26	1 220 727. 33
	二级护理	27 590. 78	19. 62	11. 26	60 953. 88
	一级护理	62 480. 67	5. 72	7. 98	28 519. 68
机构护理	三级护理	8 758. 94	1. 25	225. 26	24 662. 99
	二级护理	17 517. 88	0. 59	11. 26	1 163. 78
	一级护理	35 035. 75	0. 17	7. 98	475. 29
合计			100		1 336 502. 95

同上，根据表 3 - 4 对福建省 2020 年各失能状态老年人数量的预测，再结合表 3 - 8 和表 3 - 11 不同环境的护理员护理成本，以及表 3 - 13 中重度失能老人对不同护理环境选择比例，加总得到福建省 2020 年中重度失能老人长期护理保险财务需求总量，如表 3 - 16 所示。由此，可以计算得出，福建省 2020 年长期护理保险财务需求，2020 年福建省中重度失能老人的护理财务需求为 349 099. 65 万元，约为 34. 91 亿元。考虑到基金沉淀，基金年度结余控制在 15% 以内，2020 年福建省中重度失能老人的护理财务需求总量 = 2020 年福建省中重度失能老人的护理财务需求总量 × （1 + 15%） = 34. 91 亿元 × （1 + 15%）≈ 40. 15 亿元。

表 3 - 16　福建省中重度失能老人的长期护理保险财务总需求

		人均年护理成本（元）	利用率（%）	护理需求量（万人）	财务总需求（万元）
居家/社区护理	三级护理	12 992. 55	－	－	－
	二级护理	27 590. 78	75. 17	11. 26	233 532. 28
	一级护理	62 480. 67	21. 92	7. 98	109 292. 19

		人均年护理成本 （元）	利用率 （%）	护理需求量 （万人）	财务总需求 （万元）
机构护理	三级护理	8 758.94	–	–	–
	二级护理	17 517.88	2.26	11.26	4 457.88
	一级护理	35 035.75	0.65	7.98	1 817.30
合计			100		349 099.65

六、福建省长期护理保险财务供给分析

（一）福建省长期护理保险参保人数测算

基于保险财务均衡原理，福建省长期护理保险的财务支出等于财务收入，因此，要计算长期护理保险的费率，需要考虑到参保人数、工资水平和工资增长率等因素。

以 2020 年福建全民参保，扣除约占总人数 15% 左右的失业人群、低保人群等国家政策保护对象，则 2020 年征收人数 = 2020 年福建省人数 × 0.85 = 4 100 万人 × 0.85 = 3 485 万人。根据上文，2016 年福建省社平工资为 61 973 元。以 5% 的年增长，2020 年福建省社平工资 = 61 973 元 × （1 + 5%）n，（n = 4） = 75 329 元。

（二）福建省长期护理保险财务均衡费率厘定

方案一：暂时只考虑保障中重度失能老人的护理需求，则 2020 年福建长期护理保险费人均缴费金额 = 福建省中重度失能老人的长期护理保险财务需求总量/参保人数 = 40.15 亿元/3 485 万 = 115.21 元。由此可得，2020 年福建长期护理保险均衡费率 = 115.21 元/75 329 元 = 1.53‰。

方案二：考虑保障轻、中、重各失能状态老人的护理需求，则 2020 年福建长期护理保险费人均缴费金额 = 福建省各失能状态老人的长期护理保险财务需求总量/参保人数 = 153.70 亿元/3 485 万 = 441.03 元。由此可得，2020 年福建长期护理保险均衡费率 = 441.03 元/75 329 元 = 5.85‰。

（三）福建省长期护理保险筹资结构及费用测算

我国青岛职工和居民的自付比为 10% 和 20%，保障力度大，但运行不久便下调待遇。南通待遇水平较青岛低，更体现"保基本"原则，自付比超过

40%。这么大的待遇差别，与地方政府的财政兜底能力有直接关系①。借鉴国内试点城市经验，结合福建省的社会经济发展特点，以个人筹资负担35%，则2020年个人负担的年均保险费=2020年福建长期护理保险费人均缴费金额×35%，即40.32~154.36元。

综上所述，通过预测计算福建省2020年进行长期护理保险的筹资和给付内容，结合在福建省目前已经基本覆盖全民的基础医疗保险筹付网络的基础上，在2020年试行长期护理保险制度在财务上具有可行性和必要性。本文也为推动福建省早日实现长期护理保险制度提供一定理论支撑。

七、福建省长期护理保险制度的模式选择

（一）福建省长期护理保险制度运营模式选择

1. 商业护理保险

商业护理保险是由商保公司提供保险产品，对失能老人发生的长期护理经济损失进行补偿的模式。投保人自愿购买护理保险产品。受个人意愿、购买力不足、信息不对称等因素影响，商业护理保险产品的购买比例较低，商业保险公司的产品供给不足。

2. 社会护理保险

指由政府管理，强制参保，护理经济损失由民众筹集的保费支付。政府通过立法，规定符合条件的参保人必须参加，参保对象广泛，能够筹集到足够资金，有较好的财务稳定性和持续性。因此，目前世界上如德国、日本等大多数国家均采用社会长期护理保险制度，来解决失能老人长期护理保障的问题。

3. 福建省长期护理保险的运营模式选择

由于商业护理保险不具有强制性，使得购买意愿不足，且政府并不对商业护理保险进行补贴，费用较昂贵。社会长期护理保险因其强制性，能够消除人们的短视行为，也有效解决因双方信息不对称和负外部性等弊端，扩大了参保人规模，使得参保人能以较低的价格购买到长期护理保险产品，从而消除老年失能时的长期护理经济损失风险。因此，从长期来看，社会护理保险是福建省解决长期护理财务风险的最佳选择。但护理保险在福建省还是全新的险种，在2020年，福建省可以考虑先采取商业保险和社会保险相结合的"混合模式"，逐步推进社会化。

---

① 胡宏伟，李延宇，张澜. 中国老年长期护理服务需求评估与预测 [J]. 中国人口科学，2015：132－134.

（二）福建省长期护理保险制度财务模式选择

1. 现收现付制

现收现付制是保费收付同时，将年轻人缴纳的保费支付当下老人所发生的护理风险带来的经济损失，这种财务模式的基金不需事先积累，管理起来比较方便，且一定程度上能够规避通货膨胀所带来的资金贬值风险。但是现在缴费，晚年受益的特点，会让当代年轻人产生消极缴费的意识，参保积极性不高，同时，长期护理保险试行早期最早受益的一代老人，未缴纳足额的保费，会引起公平问题，加上不断严重的人口老龄化造成的失能老人数量增加，以及劳动者数量的减少，使得在职劳动者的缴费面临较大压力。

2. 积累制

积累制是指事先积累资金，比较强调个人的责任，要求社年轻人对自己合理的规划未来的生活，可减少代际矛盾，提高参保积极性，但基金存在贬值风险。此外，当下老人是受益人，该制度执行时，并未缴纳全部保费，无形中加大了经济压力。相较而言，部分积累制更合理些，个人基金自行积累和增值，调动民众参保积极性。

3. 福建省长期护理保险的财务模式选择

通过以上两种缴费模式的比较，发现部分积累制较合理，但由于长期护理保险在福建省还是新险种，当前失能老人很难负担相关保险费用。同时，现收现付的缺点在短期的试行之后，都容易被克服，在各国试行的经验中，我们也可以发现老龄化并未造成现收现付制国家保险基金的严重负担，加上福建省作为我国沿海经济较为发达的省份，政府和公共服务体系可以就长期护理保险制度进行一定的财政补贴，所以现收现付的财务模式更符合福建省实际情况。

八、福建省长期护理保险制度筹资机制设计

（一）参保对象

长期护理保险主要针对失能老人，但是由于社会保险制度的特征，应该考虑到参保对象的全面性。因此，福建省长期护理保险制度的参保覆盖范围可采用逐步扩大的方式，首先要求城镇职工医保参保人都强制参加，随后逐渐覆盖城乡居民医保以及新农合的参保人。上文提到，以 2020 年福建省全民作为缴费人群，并扣除约占总人数 15% 左右的失业人群、低保人群等国家政策保护对象，2020 年福建省长期护理保险的征收人口数为 3 485 万人。

（二）筹资结构

建议保险基金按年度筹集，分个人、医保基金、财政支出三部分筹资结构。

1. 个人缴费

建议调剂部分基金购买商业保险，对特困户、孤寡老人等采用精准扶贫的方式进行扶助，免除个人自付费用。

2. 医保基金

每年初，从长期护理保险参保人员的医保统筹基金筹集。

3. 财政补助

每年初，由福建省政府的财政支出一次划入。

（三）筹资渠道

福建省作为我国医疗保险体系发展较好的省份，已经建立较为完善的社会医疗保险制度，在探索长期护理保险资金筹集渠道期间，可以借助完善的社会医疗保险筹资网络，通过优化城乡基本医疗保险（包括城镇职工基本医疗保险、城镇居民基本医疗保险和新型农村合作医疗）统账结构、划转城乡基本医疗保险统筹基金结余、调剂城乡基本医疗保险费率等途径筹集资金。如参加城镇职工基本医疗保险的参保人员，市医保机构从其个人医保账户中统一划转长期护理保险保费；参加城乡居民基本医疗保险（包括城镇居民基本医疗保险和新型农村合作医疗）的参保人员，在缴纳城乡居民基本医疗保险时一并缴纳长期护理保险保费。

同时，可利用互联网信息化技术，实现社保卡网上划缴，增加基金可控性和民众便捷性。在地域上，可以福建厦门等基金较有余力的城市进行试点，正式运行时，须独立基金，独立征缴，独立划拨，避免不同险种之间基金互相挪用、互相挤占的情况。

九、福建省长期护理保险制度给付机制设计

（一）给付对象

各国家的长期护理保险制度的给付对象年龄限制不同，主要分为部分给付和全民给付。理论上，给付对象范围越广越好，但考虑到福建省社会发展的实际情况，贸然推行全民给付，会给个人和政府造成巨大的经济负担，不利于新制度的推行。所以福建省长期护理保险的给付对象为老人，非全民。

此外，随年龄的增长，失能风险也相应提高。根据我国第六次人口普查显示，失能比例比较多的在 60 岁以上的老人，如表 4 - 1 所示，所以，*福建省长期护理保险给付对象设计可暂定为60 岁及以上的失能老人，待将来根据保险筹资和基金运行情况，逐步扩大保障对象范围。*

表 4 - 1 2010 年 60 岁及以上老年人健康状况

年龄组（岁）	生活自理（%）	失能（%）	合计（%）
60—64	96.80	3.20	100
65—69	94.90	5.10	100
70—74	90.80	9.20	100
75—79	74.40	14.30	100
80—84	64.40	25.60	100
90 及以上	49.70	35.60	100
合计	91.10	8.90	100

（二）给付条件

长期护理保险的给付基本条件是，被保险人部分或全部生活能力丧失，需要护理人员为其提供照护服务，因此，需要对失能老人的失能情况进行评估。

目前国际上通用的评估标准有三种：日常生活活动功能（ADLs）、工具性日常活动功能（IADLs）、认知量表（CAS）、一般健康问卷（SF - 36）等。日常生活活动功能（ADLs）是目前最广泛应用的指标，包括吃饭、穿衣、移动身体、大小便、洗澡、室内活动六个项目。工具性日常活动功能（IADLs）包括洗衣服、上街购物、外出活动等八项，是日常生活功能的延伸。认知量表（CAS）包括语言理解、反应能力、计算能力、方向感知能力、自我协调能力五个方面。

本文借鉴台湾地区，暂把 ADLs 作为福建省长期护理保险制度运行初期的给付条件依据，待以后制度不断成熟，再把 IADLs 和 CAS 纳入到制度中。

如果所发生的护理费用，属于城乡基本医疗保险、生育险、工伤险及应第三方承担，福建省长期护理保险的基金可以不予给付。

（三）给付方式

分为实物给付和现金给付两种。实物给付，是保险机构与护理服务机构订立合同，投保的护理需求者向保险机构申请后，要求相应护理服务机构的服务，费用由保险机构支付；现金支付方式，指由保险机构对被保险人接受护理服务所花费用进行现金补偿。福建已经建立较为完善的社会医疗保险制度，为福建省实施长期护理保险实物给付为主的方式提供了支撑。但同时我省长期护理服务市场还不成熟。因此，福建省长期护理保险制度的给付方式可遵行"实物给付为主，现金给付为辅"的原则。

（四）给付标准

被保险人先应提出给付申请，由专业的失能等级评估机构鉴定后，由护理保险机构向支付相应的护理费用。过低的自付比例会引导过度的护理需求，过低的自付比例则会收缩合理的护理服务。因此，参考青岛长期医疗长期护理保险制度，结合福建省特点，本文建议福建长期护理保险待遇不设置起付线，重度失能人群在长期护理保险定点机构接受护理服务的，基金给付比例为85%，个人自付15%；中度失能人群在长期护理保险定点机构接受护理服务的，基金给付为75%，个人自付25%。在护理险运行之初，由于基金运行情况不了解，建议先采取该比例，待取得经验后，视基金承受能力再考虑是否予以调整个人自付比例。同时，建议调剂部分基金购买商业保险，对特困户、孤寡老人等采用精准扶贫的方式进行扶助，免除个人自付费用。

十、福建省长期护理保险财务均衡政策建议

为提高社会长期护理保险制度在福建省推行的效率和质量，切实保障失能老人必要的长期护理需求，福建省开展长期护理保险可以参考以下建议：

（一）强化政府责任，出台相应法律法规

政府应强化责任，出台相关法律法规，对长期护理保险的筹资模式、参保对象、给付对象、给付水平等进行合理的设计，并制定统一的长期护理服务机构、长期护理保险医保定点和长期护理人员的准入标准，规范统一管理护理服务市场，加强监管力度，从源头防范"偷保"、"骗保"现象，此外，可由卫计委、民政局、老龄办、财政局、统计局、保监局共同组成专门工作小组，协调职能，提高社会长期护理保险制度在福建省推行的效率和质量，切实保障失能老人必要的护理需求。

（二）多层次长期护理保障制度，逐步推进护理保险社会化

从长期效果来看，社会保险制度是解决福建省长期护理需求的最佳选择。但护理保险在福建省还是全新的险种，根据国外和我国试点城市的情况，结合福建省的实际，福建省可以在2010年考虑先采取商业保险和社会保险相结合的"混合模式"，同时发挥福利事业、公益慈善机构等社会力量，逐步推进社会化。

（三）合理设计资金筹付机制，完善制度的财务均衡

在基金筹集上，拓宽筹资渠道、科学厘定保险费率，实现政府、企业、个人的多主体筹资机制。在长期护理保险制度实行前期，选择现收现付制的支付方式，逐渐转向部分积累制。采取以"实物给付为主，现金给付为辅"的原则，给付60岁以上中重度失能老年人，需建立老年人护理等级评估标准。同时，建议调剂部分基金购买商业保险，对特困户、孤寡老人等采用精准扶贫的方式进行扶助，免除个人自付费用。利用互联网信息化技术，实现社保卡网上划缴，

增加基金可控性和民众便捷性。

（四）完善长期护理服务体系，大力培养护理人才

高水平的护理服务质量，是推动长期护理保险制度发展的关键。上文测算得到 2020 年福建省的专业护理员需 5.47 万人。以目前调查了解到的护理员技能水平和数量，难以提供满足需求的优质护理服务，这将阻碍长期护理制度的推行。因此，福建省应加快完善护理服务配套体系，统一护理员准入和培训标准。鼓励护理员取得《职业资格认证》，鼓励有条件的机构开展护理培训，完善护理员的绩效考核机制，对护理员进行定期考核，考核不合格需再次培训，且评估人员也需资质认定。同时，合理提高护理员在技能培训、补贴、职称评定等方面的待遇水平，从而增加护理员社会地位，增加岗位吸引力①。

（五）扩大政策宣传，转变传统观念

由于传统养老护理观念，人们更倾向于社区护理和居家护理，且年轻人为老年的失能风险支付保险费用的意识不足，会导致对长期护理保险的有效需求不足②。可参考福建新型农村合作医疗等保险宣传模式，扩大宣传范围，让民众意识到购置长期护理保险的重大利好，能够在年轻的时候为自己老年失能的时候，减轻自己的护理费用负担，从而减轻对新险种的抵触心理，有利于长期护理保险的推行。

文章 2："互联网＋医养结合的 CiteSpace 可视化分析

在健康老龄化背景下，"互联网＋医养结合"模式正在蓬勃的发展和运用，"互联网＋"养老模式的运作给养老和卫生服务带来革命性的转变，促进养老卫生服务业的有机融合，提高医养结合的服务能力，使得养老服务供需更加匹配，2015 年 3 月，"互联网＋"首次写入政府工作报告，2015 年 7 月发布的《国务院关于积极推进"互联网＋"行动的指导意见》（国发〔2015〕40 号）对发展基于互联网的医疗健康、养老、社会保障等方面的新兴服务业做了详细部署③。

与此同时，国内学者围绕我国医养结合有着不同角度的探索，然而对互联网下的医养结合探究的文献还比较少，"互联网＋"医养结合的研究尚处于积累阶段；本文拟借助可视化分析软件 CiteSpace 与 CNKI 计量可视化分析功能，以

---

① 刘晓红，李翠萍. 台州市养老护理员现状及对策［J］. 护理研究，2015：74－81.

② 金卉. 城市失能老人长期照护方式选择的影响因素分析——基于杭州市的调查［J］. 中共杭州市委党校学报，2015：118－123.

③ 睢党臣，张婷. "互联网＋医养结合"养老模式发展研究［J］. 老龄科学研究，2017，5（5）：60－68.

中国知网数据库为来源，绘制互联网平台下医养结合的知识图谱，从而为相关的研究提供文献引用的关系脉络以及研究热点的时间分布，从而促进我国健康管理服务中的"互联网＋"医养结合模式更深入的探究和实践。

一、数据来源与研究方法

（一）数据来源

在中国期刊全文数据库（CNKI）中采用主题检索并含全文检索的方式对全库进行检索。将检索条件设置为：发表时间 between（1979 – 01 – 01，2017 – 10 – 03 并且 主题＝医养结合 并且全文＝互联网＋或者全文＝信息化）（精确匹配），检索全库共计文献 502 篇。其中期刊文献 275 篇，硕博士论文 86 篇，会议论文 8 篇，报纸文献 133 篇。通过信息可视化分析软件 Citespace 对全部的 502 条数据进行筛选转换，共得到 502 条可用数据，这 502 条数据构成研究的当前数据库。以当前数据库作为研究对象。①

（二）研究方法

首先通过 CNKI 的计量可视化分析功能分析全部检索文献得到图 1，"互联网＋"医养结合的养老模式的文献研究从 2011 年开始，2011—2013 年发文数量还较低，年均低于 5 篇，说明我国互联网与养老产业的融合时间起步较晚，发展较缓慢；2014 年文献发表量开始急剧增加，对"互联网＋"医养结合研究的人员与机构也开始增加，说明随着我国"银色浪潮"的到来以及信息化时代背景的影响下，传统的养老模式已经无法满足老年人的需求，将信息化时代的产物——互联网，与严重的人口老龄化相结合是解决目前老龄化问题的重要手段。再通过信息可视化分析软件 Citespace 对着 502 条数据进行计算生成高频作者、高频机构以及高频关键词，并对其共引关系进行分析。在 Citespace 的参数设置中时间跨度选择"2011—2017"，每个时间切片的跨度为 1 年，节点类型选择"Author"和"Institution"以及"Keyword"每个时间切片内发文频次排前 50 的核心机构、所属作者群以及关键词聚类，选择 TopN 的阈值设定办法（N＝50）和最小生成树算法（Minimum Spanning Tree）以及修剪片段网络法（Pruning sliced networks），以 1 年为切片，其他参数设置为系统默认，生成混合共现

---

① 王峰. 养老产业中体育服务研究的文献分析［J］. 体育科技文献通报，2017，25（2）：7 – 10.

网络。①

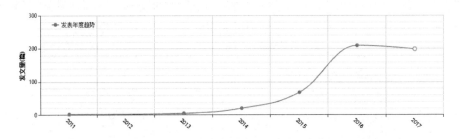

图 1　根据 CNKI 计量可视化分析"互联网 +"医养结合发文趋势

二、可视化结果与分析

（一）研究机构与研究作者

运用软件 Citespace 对 2011—2017 年对"互联网 +"医养结合的研究机构与作者进行计算分析得到节点（N）50 个，连线（E）26 条，密度（Density）为 0.0212，分布情况可见知识图谱，如图 2。图中节点上的标签代表作者或机构，圆圈的颜色反映发文时间，颜色越浅发文时间越近，节点的直径与作者或机构的发文量成正相关，节点间连线的粗细反映两者间合作关系的强弱。①由知识图谱可得到的信息：发文时间较集中于 2015—2017 年，说明这期间"互联网 +"医养结合在养老产业中的研究程度不断加深；研究机构与研究作者以及各个研究机构之间的连线都较少，且粗细较为均匀，说明各发文作者与研究机构之间的联系较少，各个机构对"互联网 +"医养结合的合作甚少；图 2 显示研究机构所在地区为安徽、江苏、河南、浙江、山东等地区，偏向我国东部地区，集中于高校和医院，研究地域与领域都较窄；各研究作者分布较为集中，连线较多，说明在此方面的研究中，各研究作者有联系与交流，这对我国的"互联网 +"医养结合养老模式产生重要的推动力量。

根据美国学者洛卡特发现的关于文献数量的重要规律：在一个成熟的研究领域，发表 n 篇文献的作者的数量大概是发表 1 篇文献的作者数量的 $1/n^2$，而且发表一篇文献的作者数量大约占该领域所有作者数量的 60%。② 根据赵英，

---

① 李文杰. 我国老年人长期照护研究热点与趋势——基于 Citespace 的可视化分析［J］. 武汉理工大学学报（社会科学版），2017，30（2）：81 - 87.

② 彭希羡，孙霄凌，朱庆华. 国内社交网络服务研究的文献计量分析［J］. 情报科学，2012，3：414 - 418.

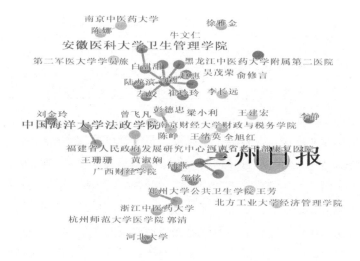

图2 根据Citespace软件分析研究机构与作者知识图谱

刘任烨等人的文献《智慧养老研究的现状及发展趋势分析》所述①，同理可得目前我国在该领域发表文献的数量占比例已经超过60%，且发表2、3、4篇论文的作者占比均远低于对应比率，这说明我国的"互联网＋"医养结合领域的研究还尚未成熟，可见表1。通过CNKI高级检索可知被引用次数最多的前5篇文献分别是：张立平，《把老年"医养结合"养老服务做成最美的夕阳产业》，被引次数41次；唐振兴，《对发展中国养老服务业的思考》，被引次数40次；严妮，《城镇化进程中空巢老人养老模式的选择：城市社区医养结合》，被引次数34次；景思霞，《重庆市巴南区"医养结合"养老模式与路径研究》，被引次数23次；王顶贤，夏琴荣等，《探索医养结合模式，促进老人身心健康》，被引次数22次。从这5篇文献的关键词与摘要中检索同义词，发现我国"互联网＋"的养老模式较倾向于社区基层养老服务，老年人对养老保障、医疗保障的需求较大。

表1 由CNKI计量可视化分析可得国内高产作者发表论文情况

发文数量	作者	发文数量	作者
4	刘晓芳	2	彭德忠
3	唯党成	2	张云策

---

① 赵英，刘任烨，田蜜，等. 智慧养老研究的现状及发展趋势分析——基于文献计量和知识图谱［J］. 山东财经大学学报，2017，29（2）：107-117.

续表

发文数量作者	发文数量作者
2　崔玲玲	2　左　姣
2　史雨婷	2　何　燕

（二）研究热点

关键词是对文章核心内容的一个提炼，某一学科领域中高频词出现的关键词可以被认为是这一学科的研究热点。在 CiteSpace 中设置相关的参数，对关键词进行分析。图 3、4 中的圆形节点就是"互联网＋"医养结合领域的关键词，节点和标签越大，表示此关键词出现的频次越高。图中环形部分是描述关键词引用历史的引用年轮。年轮中心的颜色深浅代表着此关键词在文献数据库中出现的初始年份，从中心到外围的颜色深浅变化描述了关键词引用时间从开始到近期的变化。①

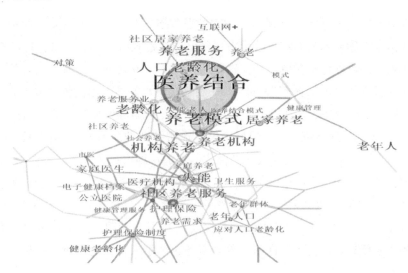

图 3　运用软件 Citespace 对"互联网＋"医养结合关键词分析

1."互联网＋"养老与"互联网＋"医养结合的研究热点对比分析

医养结合、智慧养老均属于我国目前的养老模式，然而"互联网＋"养老的模式中包含了"互联网＋"医养结合的养老模式。本文将运用 Citespace 软件对"互联网＋"医养结合的养老模式以及"互联网＋"养老的养老模式进行分

---

① 王志友．家庭养老研究的国际前沿：基于知识图谱的可视化分析 ［J］．老龄科学研究，2017，5（6）：71－80．

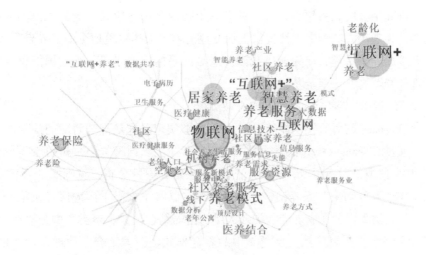

图 4 运用软件 Citespace 对"互联网＋"养老关键词分析

析，对比两个模式的研究热点差异，以此来完善正在兴起的"互联网＋"医养结合的养老模式。对比分析如下：

①运用软件 Citespace 对 2011—2017 年"互联网＋"医养结合养老模式为主题，对关键词进行计算分析得到节点（N）130 个，连线（E）163 条，密度（Density）为 0.0194，见图 3，节点、连线代表含义同图 2。由图 3 分析，医养结合、养老模式、机构养老、社区居家养老均被圆圈所包围，以上研究领域的发文时间较早，说明在医养结合养老模式中，机构养老和社区居家养老占有重要的地位，影响较大；图 3 中，"互联网＋"的圆圈较小，"互联网＋"与医养结合之间的连线较细，说明我国的互联网在医养结合领域的运用还较少，研究空间巨大，研究价值还有待发掘，同时，根据上述所提及的发文量呈现上升趋势，表明目前我国在此领域的研究已经进一步深入。

②我国对"互联网＋"养老的研究在 2000 年开始兴起，因此运用软件 Citespace 对 2000—2017 年"互联网＋"养老为主题，对关键词进行计算分析得到节点（N）189 个，连线（E）220 条，密度（Density）为 0.0124，见图 4。图中显示"互联网＋"、"物联网"、"机构养老"、"社区养老"、"居家养老"等关键词在图谱中的向心性和出现的频率较高，说明将"互联网"融入养老模式在我国的养老产业中占有重要的地位，发挥着巨大的作用。其中"信息服务"、"电子病历"、"数据共享"、等关键词也已经成为智慧养老所涉及的范围和领域；但可见，在互联网养老模式中，医养结合的圆圈较小，连线不明显，所得结论与图 3 一致，无论是"互联网＋"还是物联网，这种智慧养老的养老

模式与医养结合的联系较少,将二者进一步的融合将适应我国老龄化浪潮的发展趋势,为老年人的养老生活提供更加便捷的养老渠道,更加全面的养老服务,更加系统的养老管理,成为解决我国养老难问题的重要手段,为我国健康老龄化管理的变革与升级奠定基础。

2. 研究时间线演变、频次及向心性分析

①Citespace 的时间线功能(timeline)能够实现研究热点随着时间演变的可视化。通过 Citespace 中的聚类功能以及选择 K(主题词聚类法)进行聚类分析得到 10 个聚类,后通过 timeline 功能对 10 个聚类进行分析,见图 5。① 由图 5 可见,在"互联网+"医养结合的养老模式中,其中聚类 1 中的医疗机构、老年人口;聚类 2 中的居家养老、护理人员,医养结合模式;聚类 3 中公立医院、基层卫生服务、养老体系;聚类 4 中的养老模式、医养结合、护理保险制度;聚类 6 中的社区养老服务;聚类 9 中的服务标准化,是 10 个关键词聚类中出现频率、向心性较高的关键词,"互联网+"属于聚类 7,突显时间是 2016 年,说明在医养结合模式中,互联网与医养结合的融合才刚起步,研究不成熟。

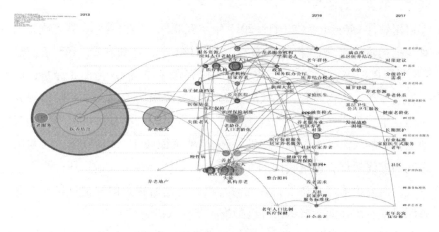

图5 "互联网+"医养结合研究热点的时间线演变

②通过 Citespace 的 network summary 功能对"互联网+"养老模式进行分析得表2。首先,智慧养老出现在文献中的频次高达 38 次,居家养老 36 次,与图 4 中较大的两个年轮一致;其次,在向心性分布中,除物联网外,机构养老的向心性位居第二,社区养老服务紧随其后,机构养老和社区养老连接的节点较多,

---

① 李文杰. 我国老年人长期照护研究热点与趋势——基于 Citespace 的可视化分析 [J]. 武汉理工大学学报(社会科学版),2017,30(2):81-87.

影响力也就更大。通过表 2 分析，在养老领域，互联网更多地是运用于智慧养老、居家养老、机构养老以及社区养老，而医养结合的频次仅 18 次，且向心性为 0，在以上 4 种养老方式中，医养结合均有涉及，但是互联网、物联网在医养结合领域涉及较浅。这为我国的"互联网＋"养老领域提供了另一个研究方向。

表 2　前 20 名高频关键词分布

出现频次	向心性	关键词	年份	出现频次	向心性	关键词	年份
65	0	互联网＋	2015	19	0.12	养老保险	2014
56	0.31	物联网	2013	19	0.26	机构养老	2014
40	0.05	"互联网＋"	2016	18	0	医养结合	2016
38	0.02	智慧养老	2015	18	0.04	养老	2016
36	0.12	居家养老	2014	17	0.02	老龄化	2014
35	0.07	养老服务	2015	15	0.03	服务资源	2015
35	0.14	养老模式	2014	14	0.02	社区养老	2015
27	0.08	互联网	2015	11	0.06	社区居家养老	2015
22	0.17	社区养老服务	2015	11	0.03	线下	2014
20	0	人口老龄化	2015	11	0.05	大数据	2015

三、结论与建议

（一）"互联网＋"医养结合模式在我国的研究起步较晚，但同时也提供了研究方向

2015 年两会，国家总理李克强在政府工作报告中首次提出，"制定'互联网＋'行动计划，推动移动互联网、云计算、大数据、物联网等与现代制造业结合，促进电子商务、工业互联网和互联网金融健康发展"。将互联网思维与"医养结养"养老模式有机结合，可以为其解决很多现阶段的问题。[①] 从 2014 年起"互联网＋"医养结合的研究开始呈现剧烈上升的趋势，纵观互联网运用于养老领域的时间线，"互联网＋"医养结合出现时间比较晚，处于起步阶段，发展不成熟，这与图 1 显示信息相符合，但这也为学者提供了良好的契机以及研究的发展空间。在健康老龄化背景下，老年人对于健康管理服务的需求多样

---

① 刘宇. 基于互联网思维下"医养结合"养老模式探析 [J]. 山东青年，2015 (6)：45 －46.

化、要求高标准化。探索"互联网＋"医养结合模式将促进健康管理服务产业的科学性、便捷性、高效性，对于提高老年人的健康水平具有重要意义。

（二）对"互联网＋"医养结合模式的研究仍需要政府加大研究基金力度以及政策鼓励

"互联网＋"医养结合的养老模式涉及的学科有临床医学、经济管理学、卫生管理学、法学、人口学、统计学等学科，可见互联网和医养结合的融合不仅是满足社会养老需求、应对人口老龄化的需要，也是促进养老服务产业发展、实现经济结构转型升级的需要，也是加快社会建设、让社会发展成果更好地惠及人民的需要，其研究会对国民经济的多个层面产生影响①。研究作者与机构之间关联度较小，这是我国"互联网＋"医养结合发展缓慢的原因之一。研究机构分布于我国东部教育、经济发达地区，分布不均，这说明"互联网＋"医养结合推广范围和力度较小，需要完善国家政策来支持与鼓励"互联网＋"医养结合在全国范围内的实施与研究。同时，研究仍需要基金项目的大力支持，加强研究者之间的联系与合作。随着国家社会科学基金、自然科学基金以及大量省部级基金项目对居家养老的关注与资助，近几年这方面的课题和研究成果也越来越多，"互联网＋"医养结合研究的创新与发展还需要各大基金项目更大力度的支持。②

（三）通过拓宽研究途径与思路，不断改革"互联网＋"医养结合模式，健全我国健康管理模式，促进养老产业的升级

关键词的知识图谱反映目前我国互联网在养老中的健康管理领域的运用已经很广泛，形成了一种便捷有效的养老模式——智慧养老。"互联网＋"在居家养老、社区养老、机构养老等传统养老方式中发挥了较大的作用和影响。在传统的养老方式中，"医"与"养"的相互融合加快了养老产业转型升级，但在这一过程中，互联网的运用才刚刚兴起，这将是我国养老领域的发展方向之一。如何将互联网与医养结合有效的融合也将成为健康管理领域中亟待解决的问题。在养老产业发展进程中，实施针对老年人个人的"精准健康管理"，"互联网＋"将大大加快这一进程。检前问诊问卷采集生活方式危险因素，结合体检结论，干预用户的生活方式，记录与反馈用户行为数据，形成完整的有效数据闭

① 李文杰. 我国老年人长期照护研究热点与趋势——基于 Citespace 的可视化分析 ［J］. 武汉理工大学学报（社会科学版），2017，30（2）：81－87.
② 张存款，储亚萍. 居家养老研究文献的知识图谱分析 ［J］. 江苏科技信息. 图书情报，2016，18：8－11.

环，通过循环验证实现个体化体检和精准健康管理①。

"医养结合"适应了我国老龄化发展的需求，但面对愈发严重的老龄化进程，医养结合模式还需要不断改革，不断创新，以此顺应人口和信息化时代的发展。在健康老龄化的影响下，以医养结合为基础的健康管理平台，充分运用互联网功能，在利用人群健康信息的基础上，通过科学的健康风险评估技术，让老年人对自身健康情况有了清晰的认识，增强老年人的健康意识②。同时，分析目前医养结合模式的作用现状，充分利用互联网解决医养结合模式在发展中不断呈现的问题，就是"互联网＋"医养结合的有机结合。如面对目前医养结合人力资源不足，水平低下等问题，可以采取"互联网＋"医养结合养老人才培养机制，提高养老服务人员高效运用互联网为老年人服务的水平；建立健全"互联网＋"医养结合模式的评估体系，定期评估，不断完善，促使该模式的有效转型升级。

文章 3：国内外健康管理学科发展现状分析及国内外对比分析

一、国际健康管理学科的概况及热点

20 世纪 70 年代，随着美国医疗保险业与医疗模式的发展，健康管理作为一门学科和产业在西方国家迅速发展，其中美国职业和环境医学学会、杜克大学、梅奥医疗集团等对健康管理的模型开发、效果评价进行了一定的研究。其健康管理服务组织的形式趋于多元化，包括医疗集团、健康促进中心、社区服务组织、健康管理公司、医学健身中心、医学健身学会等。在健康管理研究机构方面有美国健康与生产力管理研究院（IPHM）等。美国健康管理研究中心提出的口号是："提倡健康的生活方式！提高生活质量！"。根据管理的对象，其健康管理主要分为针对个人的健康管理和针对群体的健康管理。根据管理的内容，其健康管理分为生活方式管理、需求管理、疾病管理、灾难性病伤管理、残疾管理、综合的人群健康管理。

在欧洲，有约 70% 的雇主为公司员工购买健康管理计划。芬兰的基层社区卫生服务组织比较成熟，从 20 世纪 70 年代开始，探索通过改变人群生活习惯的，从源头上控制疾病危险因素的新型健康管理模式。1972 年在芬兰的北长累

---

① 曾强. 互联网＋健康管理模式初探 [J]. 中国医院院长，2016，Z1：119－120.

② 史景允，贺松，贾龙，等. "互联网＋健康管理平台"的设计与实现 [J]. 互联网天地，2016（7）：11－16.

利阿（NorthKarelia）开展的综合干预方案，对高血压、高胆固醇血症、吸烟及其他不良生活方式进行干预，重点对高血压进行管理和治疗，截止到 1989 年，干预社区的心血管病死亡率下降到 1972 年的一半，取得了举世瞩目的成就。进行慢性病干预的国家认为，降低临床上高危人群的措施，所起的作用是很有限的，如果以人群为基础，即使是一般危险因素和生活方式的适度改变，都将具有潜在的巨大公共卫生意义。芬兰北卡项目开展后，欧洲地区进行了一系列的类似项目。这些健康干预项目从全球角度看，主要是由 WHO/HQ 发起的。

在日本，不到两亿人口就有 60 多万营养师为人们提供有关营养的健康管理服务，由行政机关和民间健康管理组织相结合，对全体国民进行健康管理，并对登记的外国人提供健康管理服务。它使成千上万的摆脱了疾病的困扰，走向健康长寿的道路。

国外其他国家开展的慢性病社区干预项目，除芬兰北卡项目影响较大之外，还有斯坦福三社区研究、斯坦福五城市项目、明尼苏达心脏健康项目和波他基特心脏健康项目，以及瑞典的慢性病控制国家研究项目、德国的心脏病预防项目。

二、国内健康管理学科的概况及热点

1994 年，中国科学技术出版社出版的我国第一部《健康医学》专著中，将"健康管理"作为完整一章，首次表述了健康管理的初步概念与分类原则、实施方法与具体措施等。2007 年 7 月 8 日，中华医学会健康管理分会成立，同年 10 月，《中华健康管理学杂志》创刊发行。2011 年 1 月，郭清教授主编的《健康管理学概论》由人民卫生出版社出版发行，是我国健康管理学科的第一本教材，明确了健康管理学科的知识体系；同年 9 月，我国首个健康管理学院于杭州师范大学成立。2012 年，"治未病与健康管理"称为国家中医药管理局"十二五"部级重点学科。2013 年 12 月，杭州师范大学服务国家特殊需求博士人才培养项目"治未病与健康管理"获国务院学位委员会批准实施，标志着健康管理学科的本科–硕士–博士人才培养体系构建完成。

福建医科大学公共卫生学院卫生管理学系从 2005 年就开始关注健康管理行业，此后一直进行研究至现在；而其教师在 2006 年获得卫生部第一批的健康管理师培训师的资格证，参与了福建省健康管理师的培训工作，并与社会健康管理机构合作，为这些机构开展项目论证、健康管理项目运行方案制订、健康管理人员培训、效果评估等工作。福建生物工程职业技术学院、漳州卫生职业学院皆已招收健康管理高职专业学生两年，而福建卫生职业技术学院在今年秋季招收健康管理的高职专业学生，泉州高等医学专科学校也已筹备成立本专业。厦门社区卫生服务机构"三师共管"的社区慢病管理模式得到了社会各界的认可与推广。福建省的健康管理行业方兴未艾，众多体检中心改名为健康管理中心，而社会资本举办的健康管理机构也层出不穷。

健康管理作为一个新兴学科，作为国家级的一个新职业已被我国政府的相关部门确认，并已开始进行职业审批、人才培养、技术开发。在北京、上海、广州等一些大城市出现了上百家健康管理公司，生活质量和身体健康的问题开始被提到一些人的议题上来，甚至成为一部分人的热门话题。但是从全国所有的地区和全体人群来看，健康管理应该说还只是局部的和部分的。因此，健康管理在我国还只是处在"萌芽"或"幼芽"阶段。在一些发达地区或大中城市，它已破土而出，可称为处于"幼芽"阶段，而就全国大部分地区来讲，还没有出土，只能称处于"萌芽"状态。

三、国内外健康管理学科发展的比较

（一）健康管理人才的定位研究

来德淳在文章《健康管理师的需求与就业前景》分析中表明，是美国保险业最先提出健康管理的概念，伴随着保险业的发展，健康管理师也应运而生。卢九星、韩德民等在对美国的健康管理人才研究后指出，美国的健康管理从业人员也常被称为健康服务管理师、健康医疗师或健康教练，其工作的主要目标是延长服务对象的寿命，提高其生活质量。夏北海对日本健康管理人才研究中表明，日本的保健师担任着为人们提供健康管理服务的角色，主要分布在病院、诊所、保健所、保健中心等机构，其中保健所及保健中心占了80%。GhoshB、GeorgeC 在国外健康管理人才在企业当中的应用研究后提到，企业人群是国外健康管理的目标之一，国外健康管理师在企业的应用主要是通过对企业人群进行健康状况评价、企业人群医疗费用分析与控制、企业人力资源分析等服务项目而获益。伍德威在文章中描述，家庭医生制度是欧美国家普遍采用的一种有效的健康管理模式，可对社区居民从出生开始的各个人生阶段全程跟踪，促进健康生活方式形成，引导合理就医，并控制医疗费用支出。

1997 年 1 月，《中共中央 国务院关于卫生改革与发展的决定》中指出，要"加快发展全科医学，培养全科医生"。2010 年国家六部委联合印发的《以全科医生为重点的基层医疗卫生队伍建设规划》指出：加快建立全科医生的培养制度，通过转岗培训途径培养全科医生。为加快推进全科医生转岗培训工作，原卫生部又相继制定了全科医生转岗培训工作指导意见和转岗培训大纲等。2011

年国务院印发的《关于建立全科医生制度的指导意见》指出：多渠道培养合格的全科医生，大力开展基层在岗医生转岗培训。2011 年 6 月 22 日，国务院常务会议决定在中国建立全科医生制度。全科医生主要在基层承担预防保健、常见病多发病诊疗和转诊、病人康复和慢性病管理、健康管理等一体化服务。在我国的全科医学教材中，认为全科医生是对个人、家庭和社区提供优质、方便、经济有效、一体化的基础性医疗保健服务，进行生命、健康与疾病全过程、全方位负责式管理的医生，是居民健康的"守门人"。可见，全科医生是中国政府承认的开展健康管理工作专业的医学人才。

2001 年，我国首家健康管理公司注册。2005 年，健康管理师这个职业被原卫生部发布，使这种新职业被人们所得知。2007 年，当时的劳动和社会保障部、卫生部共同制定了健康管理师国家职业标准，在该标准中将"健康管理师"定义为从事个体或群体健康的监测、分析、评估，以及健康咨询、指导和危险因素干预等工作的专业人员。随后，原卫生部组织有关专家编写了健康管理师培训教材等，并承担国家职业资格的鉴定考核工作，标志着我国健康管理专业人员的培养正逐步走上正轨，但对健康管理师服务内容和服务流程也没有进行界定。王郁、阮满真在对健康管理师内涵的研究中表明，迄今为止，国外还没有将"健康管理师"作为一门职业来进行认证，中国是第一个将健康管理师列为国家职业，并有专门机构认证的国家。2013 年，国务院出台了《关于促进健康服务业发展的若干意见》，在主要任务的第七条中明确要求，健全人力资源保障机制，加大健康管理师等人才培养和职业的培训力度。

由此可知，西方健康管理发展较早，截止目前，已经发展得相当成熟。提供健康管理的形式多样，相关的健康管理产业也不断发展。但西方国家对于健康管理师没有一个严格的定位，其中家庭医生充当了推动健康管理产业发展最重要的角色，以及美国的健康服务管理师，日本的保健师等都承担着为国家人民提供健康管理服务的职责，其国家的健康管理服务主要由他们来提供。在中国，全科医生与健康管理师都是国家承认的从事健康管理服务的职业，但他们的培训、培养处于起步阶段，相关工作急需改善。

（二）健康管理人才素质的研究

JAndre 在文章中提到，作为一名合格的健康管理人员所应具备的知识结构包括：预防医学、医学基础知识、健康管理学、社会学等，主要以掌握现代健康管理的理论和方法为基础。日本的保健师比公共卫生护士的学历要求高，其来源包括：55% 是大学毕业后参加全国保健师资格考试获得执业资格；32% 是在社区护士的基础上再学习 1 年，通过全国的保健师资格考试后，获得保健师执业资格；13%是短期大学专科毕业再学习1年取得保健师资格。美国在招募这些特定项目的学生时，不仅考查其硕士入学考试成绩及本科阶段的平均成绩，还考核其对毕业后到农村从事全科医学的真实意愿和动机，有的医学院校甚至要求学生是在农村当地生活并居住时间不少于8年。英国的全科医生的理念与技能要达到一体化，其工作范围涉及21个临床领域，具备业务能力、管理能力、判断能力、沟通能力、应变能力、合作能力等。在古巴，截至2009年，45%的医生是家庭医生，每年97%的医学院毕业生充实家庭医生的队伍。PalssonR、KellettJ等在文章中提出，健康管理师需要灵活运用沟通交流的技巧，与服务对象建立良好的关系，从而获得其所需求的健康信息，让服务对象参与到健康管理的过程中来，以其达到更好地对个人或群体的健康行为进行干预，最终实现健康管理的目的。

中华人民共和国原卫生部2012年07月30日公布了与教育部共同组织制定的《全科医生规范化培养标准（试行）》，提出"为基层培养具有高尚职业道德和良好专业素质，掌握专业知识和技能，能独立开展工作，以人为中心、以维护和促进健康为目标，向个人、家庭与社区居民提供综合性、协调性、连续性的基本医疗卫生服务的合格全科医生。"全科医生规范化培养内容包括理论培训、临床技能培训和基层医疗卫生实践。理论培训内容以临床实际需要为重点，主要包括：（1）医学伦理与医患沟通；（2）有关法律、法规（具体见附表有关医疗卫生法律法规推荐目录）；（3）临床科研设计与方法；（4）临床专业相关理论；（5）全科医学、社区卫生服务和公共卫生。临床技能包括：通过培训，系统学习临床各科常见病、多发病的基础理论和基本知识，掌握病史采集、体格检查、病历书写等临床技能及心电图检查等必要的诊疗技术；培养缜密的临床思维；掌握常见疾病的诊断、治疗，急危重症的处理原则及转诊指征，以及专科治疗后的社区照顾与随访。基层医疗卫生实践：通过在基层医疗卫生服务机构和专业公共卫生机构直接参加全科医疗实践、居民健康管理和公共卫生实践，树立以人为中心、家庭为单位、社区为基础的观念，培养为个体与群体提供连续性、综合性、协调性、人性化服务的能力；基层医疗卫生服务综合管理和团队合作的能力；结合实际工作发现问题、解决问题、开展科研教学工作的能力。总体来讲，该标准主要侧重常见病的传统诊断、治疗，尚没有涉及家庭医生要开展的营养诊断、心理诊断、家庭诊断和社会诊断，心理咨询和健康不良行为的干预并没有纳入标准。而我国健康管理师的国家职业技能培训教程中，包括基础知识和实践技能两部分，共72学时。基础知识包括：健康管理概论、临床医学基础、预防医学基础、常见慢性非传染性疾病、基本卫生保健、流行病学和医学统计学基础、健康教育学、营养与食品安全、身体活动基本知识、心理健康、中医养生学、康复医学基础、健康信息学、医学伦理学与健康管理职业道德、健康保险与健康管理、健康管理服务营销与相关健康产品、健康管理相关法律法规，内容多而不精。技能培训包括健康监测、健康风险分析与评估、健康指导、健康危险因素干预，但缺乏各个角度的健康状况评估。我国中医健康管理师培训也分为基知识础和实践技能两部分，知识主要包括中医养生学基础、中医健康管理、食疗养生、运动养生、四季养生等，实践技能中包括中医传统适宜技术、常见慢性病的中医健康管理及特殊人群的中医健康管理。

我国目前各大医学院校的临床医学专业基本上在本科期间增加了《全科医学概论》学习，将全科医学列为必修课或选修课，使医学生在本科期间即可增加对全科医学的了解；部分院校的临床医学专业开设了《社会医学》、《健康教育学》、《医患沟通》。李佳凌、邹礼乐及巫岳龙在文章中提到，全国128所医学高校中，仅有63所开设全科医学理论课程，只有12所将其设为必修课程，大部分院校（约58%）未设置全科医学系或教研室以承担理论教学，开设全科医学实习课的不足20%。

总体来看，发达国家对健康管理人才的知识、能力等要求高，而且要求更加明确、细致，符合实际健康管理工作的需要；我国健康管理的发展晚于西方发达国家，健康管理从业人员的素质方面的研究很少，而全科医生规范化培训标准以及健康管理师的大纲与实际的健康管理工作要求存在相当大的差距。

（三）健康管理人才培养师资的研究

对于培养合格全科医生产生关键性影响的因素之一就是师资力量。PeterM、Boendermaker等认为，健康管理教学的师资应将重点放在观念、思维方式的转变以及整体化教学方法的训练和强化上，强调他们必须具有独特的思想、观念及方法的形成才能更好地培训健康管理师。澳大利亚皇家全科医生学会颁布了《全科医学师资和培训场所标准》，规定了全科医学师资的选拔标准，并把学历和职称列在条件中，侧重临床工作经验和教学技能，强调对全科医生培训工作的热爱和热情。西方国家认为，全科医生的导师应具备教学服务能力、组织能力、制定计划培训能力、全面发展能力、评价教学效果和提供反馈信息的能力。可以看出发达国家对全科医生师资非常重视，有相应的系统要求与标准。

我国的健康管理学作为一门新兴的学科，还没有形成相对完善的学科知识体系，使得我国健康管理人才培养的工作仍处于初步探索阶段，全科医学教育的师资缺乏，且从事全科医学教学的师资大多数来自未经过系统的全科医学知识与技能学习或培训的公共卫生专业或临床医学专科师资兼职承担，缺少全科医疗实践。我国高等医学院校以及承担全科医学规范化培训任务的医院尚未形成一支专职的、高素质的全科医学师资队伍。由于个人发展、待遇等问题，还存在全科医学师资流失的现象。王宁对我国全科医生师资的研究中提到，我国仅有26%的省份的师资百分百接受全科医学培训，20%的省份有一半的师资接受过相应的培训。

（四）家庭医生培养模式的研究

家庭医生（中国称为全科医生）作为西方国家健康管理人才的代表，其家庭医生制度也是西方国家普遍采用的一种有效的健康管理模式。美国、英国、德国等西方国家早在20世纪七八十年代起就已经开始在城乡实行了家庭医生模式并逐渐推广到全国。

1. 美国

在美国，家庭医学专业方向的医学毕业生必须向具备家庭医生培训项目的医院提出申请，考核通过后方可参与为期三年的医院家庭医学住院医生培训项目。培训项目采取培训与考试相结合，前两年主要在医院培训，同时每周要到社区诊所实习，最后1年在社区诊所进行实习。同时每年要参加由ABFP组织的统一考试，考试合格才能进入下一阶段培训，通过了所有的ABFP组织的资格考试，才能获取家庭医师资格证书，具有家庭医师资质。该资格证书的有效期为六年，在证书即将过期之前，家庭医生必须通过学习知识，通过资格再认证考试，才能连续具有职业资格。

2. 英国

在英国，全科医生也起到了健康守门人的职责。杨顺心、黄菊等对英国全科医生制度的研究中提到，英国全科医生首先要经过5～6年医学本科教育，毕业后在英国医学总会登记注册，登记后要进行2年医院科室轮转的基础培训，再经过3年全科医生培训，主要在医院及全科诊所进行培训。张璐、刘晓静等在文章中提到，英国全科医生在培训期间每天都有评估，每年都有能力进展评估。他们在培训期间要完成全科医生培训课程并通过培训考核。该考核内容包括应用知识测试，临床技能测试，工作场所评估等。并且他们在执业后由评估师进行每年一次的评估，每五年由全英医师总会（GMC）重新认证执业资格。

3. 德国

在德国，大多数全科医生独立开业，其诊所隶属于社会健康保险机构。他们的培养主要采取"6+5"模式：包括6年的在校教育培养，含3年的基础医学课程和3年的临床实习，期间有两次重要的联邦考试，考试合格授予医学硕士学位证书；其次为5年的全科医生专科化教育，考试合格后可获得全科医师证书。

4. 澳大利亚

家庭医生是澳大利亚提供卫生服务的骨干力量，每年 80% 左右的人就诊于家庭医生。澳大利亚的家庭医生培养主要以"5 + 3 + 3"三阶段的培养模式为主：包括五年的医学院校本科学习阶段，三年的住院医师培训并且通过执业医师注册考试，最后每 3 年必须通过国家组织的继续医学教育考核和评估，通过后才能继续执业注册。

5. 中国

2018 年，国务院办公厅印发《关于改革完善全科医生培养与使用激励机制的意见》中提到，进一步加大全科医生的培养力度，需要从以下三点来着手：首先，加大全科专业住院医师规范化培训力度，扩大全科专业住院医师招收规模；其次，继续做好助理全科医生培训、全科医生转岗培训和农村订单定向医学生免费培养，加快壮大全科医生队伍；最后要加强在岗全科医生、乡村医生进修培训，不断提高医疗服务水平。侯艳丽、马瑜红及李玲对我国全科医生培训培养模式的探讨中提到，当前我国规划的全科医生培养机制是"一种模式、两条路径、三个统一、四条渠道"。"一种模式"指"5 + 3"培养模式，"两条路径"是指"毕业后规范化培训"和"临床医学专业学位研究生教育"，"四条渠道"，即基层在岗医生转岗培训、定向培养全科医生的实践技能、提升基层全科医生的学历层次、鼓励大医院医生到基层服务。杨义、景琳等指出，我国全科医生培训培养模式培养周期太长，现有的岗位与转岗培训模式缺乏规划，短期培训出来的全科医生，很难达到全科医疗从业的综合要求，目前有很多"非全科医生"服务在全科医生岗位上。高力军、吴群红等指出，我国全科医生的培养模式主要以全科医生转型培训和规范化岗位培训为主的继续医学教育和"5 + 3"培养模式。岗位培训主要由以基础医学和全科医学学习为主的理论授课和临床实践技能培训两个阶段组成，"5 + 3"培养模式是 5 年的临床医学本科教育和 3 年的全科医生规范化培养。侯艳丽、马瑜红等指出，我国对全科医生的培训仍然是重理论而轻实践，由于实践基地建设不完善、师资力量薄弱和缺乏培训规划，多地的临床培训和基地实践流于形式。曹硕、吴涛等也提到，我国对全科医生培训的时间规划不够科学，有些地方的脱产培训周期过长，影响了正常的工作时间，全科医生的工学矛盾突出，而有些地方的培训时间过短，更加不能达到全科医生学习要求。

除了培养全科医生外，我国在世界上第一次把健康管理师作为一种职业，其培养模式主要是"培训 - 资格考试 - 执证上岗"。但我国健康管理师的职业发展目前还停留在培训试点阶段，科学的健康管理师服务模式仍在探索之中，尚未建立。健康管理师培训的学员目前职业为医疗工作者占82%。健康管理机构培训健康管理师的招生对象主要是从事健康管理行业的人员，采用国家卫计委职业鉴定中心统一制定的教材，主要侧重对学员进行临床、健康管理相关知识及法规的培训，培训师资一般要求是国家"健康管理人才专项培养项目"的老师、技术骨干、医学专家及教授、健康管理相关的专家、教授及学者等。近几年，健康管理培训机构培训费用高涨，使得很多人不愿意参加培训，机构招生现状不容乐观。培训过程中对教材内容缺乏严格规范，缺乏对临床医学知识的培训，而且很多技能培训课程流于形式，没能真正对学员相关技能进行培训。培训机构的有些师资也不具备带教的条件，存在带教能力参差不齐的问题，对培训效果缺乏具体的评价标准，没有及时对学员的学习进度及培训效果跟进和评估。培养出来的学员只能从事一些简单的健康管理相关的工作如协助全科医生制定健康管理方案及进行医疗信息收集、对进行诊疗预约安排、对出院后的进行追踪、回访等。

综合以上学者对西方国家健康管理人才培养情况的研究，他们的健康管理人才以家庭医生为主要力量。家庭医生要具备专业的知识结构，为其提供健康管理奠定理论基础，同时也要加强自身的其他能力。虽然各个国家对于家庭医生的培养模式各有不同，但都对全科医生的学历要求比较高，注重培训期间在医院及诊所实践，将理论联系实际，同时医师资格证书通常都只有几年的时间，家庭医生需要在证书到期之前再次考取，从而才能连续具备医师的资格。最后对健康管理人才的教学过程中也不能忽视了对师资的培养。

文章4：健康中国背景下"医—健—养"一体化健康管理模式初探

据国家统计局公布的第六次全国人口普查相关数据显示：0～14岁人口占16.60%，比2000年人口普查下降6.29个百分点；60岁及以上人口占13.26%，比2000年人口普查上升2.93个百分点，其中65岁及以上人口占8.87%，比2000年人口普查上升1.91个百分点。随着我国经济社会的快速发展，我国人口年龄结构正在从改革开放前的"年轻型"向"年老型"转变，人民生活水平和医疗卫生保健事业都得到很大的改善；另据《第五次国家卫生服务调查》分析报告指出，我国居民慢性病患病率为24.50%，老年人的慢性病患病率为71.80%，20年来城乡老年人口慢性病患病率持续上升，近10年来的增长快于前10年，与此同时人民大众对医疗医药、预防保健、养生养老服务的需求不断增长，当前乃至未来慢性病治疗将耗费极大的医疗资源。并且20世纪70年代后期以来，经济社会的发展促使人口要素的急剧变化，"倒金字塔" 4 - 2 - 1 的家庭结构使得子女的赡养压力加剧，医疗、健康、养老问题日益突出。2016 年习总书记在全国卫生与健康大会上提出："要把人民健康放在优先发展的战略地位。"本文积极响应"健康中国"的号召，初步探索新型健康管理模式——"医—健—养"一体化健康管理模型，并进行可行性分析。

一、"医—健—养"一体化健康管理模式的具体内涵

（一）健康管理的含义

健康管理最早在 20 世纪 50 年代末由美国提出，是指一种对个人或人群的健康危险因素进行全面管理的过程。宗旨是调动个人及集体的积极性，有效地利用有限的资源来达到最大的健康效果①。由定义可看出其核心内容是通过开展系统的健康管理，达到有效控制疾病的发生或发展，从而减少不必要的医疗支出的目的。中共中央国务院印发《"健康中国 2030"规划纲要》把提高全民健康管理水平上升到国家战略高度，战略指出"共建共享、全民健康"是建设健康中国的战略主题，其核心是以人民健康为中心，主要目的是推行健康生活方式，减少疾病发生，强化早诊断、早治疗、早康复，医疗转向预防为主②，不断提高民众的自我健康管理意识。为了实现全民健康、"老化预防"的目的，构建医疗医药、预防保健、养生养老等三者一体新型健康管理模式符合时代发展潮流。

（二）"医"、"健"、"养"各自的定义及之间的区别

医：从广义上来说，包括医疗、医药、疾病预防、疾病诊断和护理、大病康复以及临终关怀等多项服务；健：包括预防保健、健身、康复、护理、营养等心理和生理健康所需的服务，其中还特别包括"健康中国"中的健康产业。养：养则主要指生活的方方面面，具体包括生活照护服务、文化服务，还指养生、养老、合理膳食等调理自身身体状况的方法，侧重是一种健康生活。

从字面解释上，三者定义有很大不同，各有侧重。"医"以医疗资源基础，为居民提供医药或者医疗技术方面的支持，服务提供者为医务工作者；"健"通过物质方面的保健产品和意识层面的预防疾病的发生发展，从而达到"人人健

---

① 韦明娟. 基层医院如何开展健康管理 [J]. 中国卫生质量管理，2012，19（6）：105 - 106.

② 王少芬. 福建省人均养老保障需求预测模型构建与应用 [J]. 重庆科技学院学报（社会科学版），2010（5）：74 - 75，81.

康"的目的，服务提供者可以是健康工作者，如健康管理师；"养"则是利用养生养老资源，如养生产品，合理的膳食营养谱等达到健康养老、延长寿命的目的，服务提供者主要是养老养生机构工作者，如：护理员、养生专家等。

（三）"医—健—养"三者之间的联系及融合的概念表述

要想实现有效的"医"，需要"健"和"养"的配合才能达到事半功倍的效果，不仅需要药物治疗，更多的是生活上的照料。对每一个人而言，健康是无价的，生物 - 社会 - 心理医学模式提出影响健康的因素是多方面的，包括生物因素、社会因素、心理因素等，要想达到健康养老的目的，首先要有"养"- 养生养老、在此过程中伴随着"医"，如平常生病要看病吃药打针。"健"是贯穿于生命整个过程，不论在任何时候，人人都应有健康意识，定期锻炼身体、定期体检①，而不是一旦生病，只能花费巨资寻求专家名医。三者贯穿于人的一生，相辅相成，是一个完整的体系。

"医—健—养"即通过三者的互相配合补充对人们进行健康管理。它阐述了在人们的一生当中都应该对疾病进行预防和监控，它贯穿于人的一生，涵盖了医疗医药、预防保健、养生养老等方面，运用医学、管理学的理论、技术和方法，通过对个体或群体健康状况及影响健康的危险因素进行检测、评估和干预，实现以促进健康为目标的全人全程全方位的医学服务过程②区别于传统的照护治疗，对象可以为不同健康状况、不同年龄的人群。相对于疾病后的治疗，疾病前的预防成本要小的多，通过中医药、养生等手段可以达到预防疾病产生，延长生命的目的。通过医疗资源、保健养生资源相结合，可以提高养生保健的科学性，同时为我国的老龄产业注入强心剂。

二、"医—健—养"健康管理模式构建的重要性与必要性

（一）重要性

1. 健康是实现国民健康长寿，是国家富强、民族振兴的重要标志

健康是促进人的全面发展的必然要求，是经济社会发展的基础条件。实现国民健康长寿，是国家富强、民族振兴的重要标志，健康又是人类可持续发展的一个结果和目标，是社会进步的核心。在"21 世纪人人享有初级卫生保健"策略的总目标中，强调了健康公平的重要性，"医—健—养"一体化健康管理，

---

① NAIDU R S, DAVIS L. Parents' views on factors influencing the dental health of Trinidadian pre - school children [J]. Community Dental Health, 2008, 25（1）: 22.

② 郭清. 健康管理学概论 [M]. 北京：人民卫生出版社，2011: 9 - 10.

站在公共卫生服务均等化的背景之下，将医疗、预防保健、养老养生服务真正结合起来，不论出于何种年龄阶段的人群都将面临一个问题——养老。当前社会提倡"老化预防"的观点，即人为了延缓人过中年后的身体和精神世界的老化所做的各种方面准备工作，只有通过健康管理才能实现该目的①。

2. 我国老龄人口需求多元化

随着我国经济的快速发展，老年人口比例不断增高（见图1），据全国老龄工作委员会的数据显示，到本世纪中叶，我国老龄人口将达到 4.87 亿人，需要长期照护的失能、半失能老人数量也不断上升②，这意味着老龄化产业将面临更大的市场，我国现有的健康与养老体系挑战严峻。同时，我国人口逐渐呈现出未富先老、女性多于男性，失能失智老人、空巢老人、丁克老人增多，受教育水平提升，康复医疗需求加大等特点。针对上述不同特点的老龄化群体，必将产生相应的细分市场需求，因此根据人口相关特征和需求形成的多元供给配置将成为未来老龄化产业服务市场的发展趋势，加强医疗资源、健康保健、养生资源的有效整合利用是必要的。

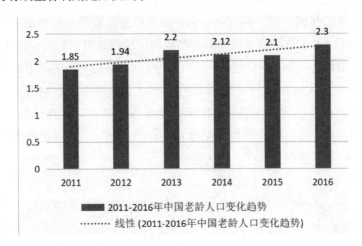

图1 2011—2016 年中国老龄人口变化趋势

资料来源：中国指数研究院。

---

① 杨曦. 马克思主义社会保障理论在中国的发展和实践研究 ［D］. 兰州：西北民族大学，2015：1.

② EDWARDS D J. CBD：private LTC insurance being "crowded out" by medicaid ［J］. Nursing Homes, 2004，（1）：15.

三、"医—健—养"一体化健康管理模式构建的必要性

（一）我国医养结合模式存在缺陷

从全国和地方发布的医疗卫生与养老服务结合发展的实施意见来看，政策层面提出的"医养结合"模式主要有四种：原有医疗卫生机构开展养老服务；原有养老机构增设医疗服务资质；医疗机构与养老机构协议合作；医养结合进社区、家庭。目前，"医养结合"养老服务大多被实践为医疗机构与养老机构的某种联合，服务对象大多为患病的失能老年人，依循的逻辑基础是补救型①；同时"医养结合"模式面临投入资金匮乏、扶持政策难以落实、服务费用水平总体偏高等②困境，并没有得到较好的实施。

（二）需求创造供给，供给创造需求

现代经济学界，尤其以凯恩斯为首的经济学家侧重强调需求的重要作用，但是从理论与实践的角度而言更应该是"需求创造供给，供给创造需求"。我国现阶段及今后一段时间，由于国际环境以及国内经济结构调整等原因会出现：一方面投资渠道过少，另一方面是大量富余资金基于寻找投资以实现价值增值③。两方面的原因导致了目前房地产市场泡沫不断做大，要解决上述问题，必须鼓励支持新建"医—健—养"一体化的健康服务养老机构。

三、"医—健—养"一体化健康管理模式构建的设想

根据"医"、"健"、"养"三者的服务对象和服务产品等内容初步构建了"医—健—养"一体化健康管理模式（见图2）

1. 基于服务对象。世界卫生组织的年龄划分是：44岁以下的人被列为青年；45～59岁的人被列为中年；60～74岁的人被列为较老年，75岁以上的人为老年。人的一生必然要经历青年、中年、老年阶段，传统的"医养结合"模式为老年人提供生活照护、医疗保健康护等服务④，是基于老年人的一种健康管理模式，事实上，只有围绕健康展开，将健康管理的对象拓展到中年甚至是青

① 赵晓芳. 健康老龄化背景下"医养结合"养老服务模式研究 [J]. 兰州学刊, 2014 (9)：129－136.

② CICHON M, NEWBRANDER W, YAMABANA H, et al. Modelling in health care finance [R]. Geneva：International Labour Organization International Social Security Association, 2000：160－162.

③ 王胤添. "医－养－康－护"融合的养老模式创新研究 [D]. 浙江大学, 2014：1.

④ 丁静. 福利多元主义理论视角下的农村养老服务供给研究 [D]. 沈阳：辽宁大学, 2014：1.

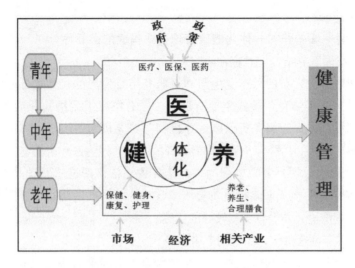

图2 "医—健—养"一体化健康管理模式构建设想

年,通过早期的健康教育、长期的预防保健、合理的膳食搭配以及养生等措施才能达到"防病"的目的。因此,"医—健—养"健康管理以青年、中年、老年人群为服务对象,其服务需求具有交叉性,不论处于青年、中年还是老年阶段,不仅要关注自身健康,更应该在疾病来临前注重预防。对于青年来说,其所需养老需求为"青年—中年—老年";对于中年人来说,其所需养老需求为"中年—老年";老年人群包括自理、半自理、失能三种人群,对于老年人来说会经历"自理—半自理—失能"阶段,但需求变化不大,因此不必特别区分。总之,每种人群所需要的服务产品有共同之处也有差异。

2. 基于服务产品。"医—健—养"涉及的产品包括中医药、西医药、保健养生产品、养老产品等,涉及产品面广,随着社会经济的发展和生活水平的提高,人们对卫生保健提出了更高的要求,人们不仅仅满足于疾病的防治,还要求合理的营养膳食搭配,在延长寿命的基础上,更加注重提高生命质量,面对人们多样化的需求,传统的医学模式通过提供单一物质服务显然已经不能满足人们的需求①,只有丰富居民的医疗保健产品,同时提倡人们平衡膳食、合理利用保健养生资源,才能有效预防将来的慢性病发率。同其他消费群体相比,老年群体由于在生理、心理、经验等方面有着明显的差异,因此,老年市场的消费行为也具有了其自身的特征,包括自住消费性强、习惯稳定和行为理智、

---

① 吴玉韶. 中国老龄事业发展报告(2014)[M]. 北京:社会科学文献出版社,2014:2 -3.

追求实用便利等。老年人的这些消费特征也决定了养老用品和服务与其他相比存在着不同之处①，从而形成了特殊老年人消费市场。随着老年人占的比例不断上升，社会对老年消费品的需求越来越大，这些物质的和非物质的消费正作用于现存的消费结构，促使其发生改变。

3. 基于服务理念。"医—健—养"一体化健康管理体现"大卫生观"—综合运用生物医学、行为医学和其他相关学科，以人们的健康和幸福作为目标，从传统的治疗扩大到预防服务，有效实现防治结合，将医疗、预防保健、养老养生融合在一起，在疾病未发生时采取有效措施避免疾病的发生，在疾病发生早期，做到早发现、早诊断、早治疗，在患病后做好疾病的治疗和康复工作，即通常所说的"三级预防"②，达到以人群为核心，以促进健康，推动"健康中国"的实现为目的。

青年、中年和老年人群所需服务具有种类交叉和递进的特点。作为健康服务对象，青年、中年和老年人群在不同的年龄阶段需求会不断变化，某项需求减少但不会消失，"医"、"健"、"养"三者是互相更替和融合的。

在构建"医—健—养"一体化健康管理模式的过程中，政府和社会起主导作用，政策、市场和相关产业等方面发挥重要作用。要保证"医—健—养"一体化其必须发挥政府部门的领头羊作用，坚持政府引导、市场配置，激发社会活力。政府通过加大"医—健—养"一体化健康管理扶持政策，在人才、社会环境等方面给予政策扶持和倾斜，鼓励医院与保健养生机构建立协议合作关系，取长补短，相互学习。同时加大医疗医药、预防保健、养老养生方面的财政支出，人才、组织、资源方面的保障，积极为健康管理模式的创新提供有力的外部环境支持③。鼓励社会资本举办的医疗机构与保健养生机构建立合作关系，引进先进的管理理念、管理模式和服务模式，提升医疗机构、保健养生机构提供健康体检、疾病治疗等先进医疗服务，打造健康产业链。中医药资源丰富的地区可结合本地优势开发康复、中草药药疗、健康疗养、慢性病疗养、老年病疗养等特色服务④。同时应加强健康管理相关服务的支持，通过宣传预防保健，

---

① 徐雷. 人口老龄化背景下的城乡居民医疗卫生支出问题研究 [D]. 湘潭：湘潭大学，2016：1.

② 翟淑云. 我国中老年人健康需求影响因素的实证研究——基于 CHARLS 数据的分析 [J]. 特区经济，2014 (9)：226–228.

③ 何素彩. 杭州市"医养护一体化"社区老年医疗服务质量评估 [D]. 杭州：浙江财经大学，2015：1.

④ 邵德兴. 医养护一体化健康养老模式探析：以上海市佘山镇为例 [J]. 浙江社会科学，2014 (6)：87–92，158.

养生养老的相关知识，促进市场需求，为保健、养生、护理、康复必要的市场土壤。

四、"医—健—养"模式的可行性

（一）政策支持

2015 年 10 月 29 日中国共产党第十八届中央委员会第五次全体会议公报提出，推进健康中国建设，将健康中国上升为国家战略，医疗卫生行业以及大健康产业将进入蓬勃发展期。接着福建省卫生计生委、福建省民政厅于 2016 年 8 月 17 日发出《关于加强医疗机构与养老机构合作的通知》（闽卫家庭［2016］112 号），提出"围绕增进老年人福祉、满足老年人多层次、多样化的健康养老服务需求，统筹社会各方面资源，确保人人享有基本健康养老服务。"为加快推进医疗卫生与老龄化产业服务相结合，以满足人民群众日益增长的多层次、多样化的健康需求，扩大内需，拉动消费，增加就业，推动经济持续健康发展和社会和谐稳定，促进全面建成小康社会。由此可见，必须统筹相关医疗、保健养生资源、养老资源，提高资源利用效率，才能推动全面建设小康社会的早日实现。

（二）经济支撑

据中华人民共和国国家统计局数据显示：我国 2016 年国内生产总值 744 127 亿元，比上年增长 6.7%，全年国民总收入 742 352 亿元，比上年增长 6.9%，2014 年商务健康医疗支出占 23%，预计到 2020 年，健康医疗支出占总支出上升到 32%，这就意味着我国的经济速度不断加快，可供投资医疗卫生领域的资金也大大增加。"医—健—养"一体化健康管理主要涉及医疗行业、保健养生行业、老年护理等行业。除此以外，金融保险业也为其发展提供金融资金，作为其支持性产业①。作为新兴产业，"医—健—养"一体化得到了资本的青睐。教育部等十部联合发布了《关于鼓励民间资本参与养老服务业发展的实施意见》，提出支持采取股份制、股份制合作制、PPP 等模式建设或发展养老机构，可见，我国在健康产业方面的经济土壤是比较肥沃的。

（三）社会需要

《2020 年健康医疗预测报告》显示压在百姓身上的三座健康大山分别为：①人口急速老龄化；②癌症年轻化；③新生儿生命"先天缺陷"。根据国家卫计

---

① 宋应诺. 基于医疗信息技术构建区域协同医养一体化居家养老服务平台的探索［D］. 广州：南方医科大学，2015：1.

委发布的《中国家庭发展报告（2015 年）》现实：目前空巢老人已经占到老年人总数的一半。目前家庭结构"4－2－1"现象成为常态，子女忙于事业等原因，很难完全承担起日常照料老人的重任①。我国的健康市场有着巨大的经济价值和潜力，消费群体庞大，涉及领域广泛。同时，机构养老提供的服务种类单一，已经不能完全满足人们多方面的需求。然而老百姓对更高层次的养老保障需求日益增长，这便与目前的养老产业供给产生了结构性的不对称。因此，毫无疑问，伴随人口老龄化而带来的银发潮，中老年人群体对于医疗、保健养生、养老服务的迫切需求给"医—健—养"一体化模式的发展提供了巨大的机会。截止 2015 年 3 月底，全国各类注册登记的养老服务机构 31 833 个，"医—健—养"一体化模式的竞争对手主要是传统单一的居家养老和机构养老模式②。根据国家卫计委发布的《中国家庭发展报告（2015 年）》现实：目前空巢老人已经占到老年人总数的一半。目前家庭结构"4－2－1"现象成为常态，子女忙于事业等原因，很难完全承担起日常照料老人的重任。同时，机构养老提供的服务种类单一，已经不能完全满足人们多方面的需求。然而老百姓对更高层次的养老保障需求日益增长，这便与目前的养老产业供给产生了结构性的不对称。因此，毫无疑问，伴随人口老龄化而带来的银发潮③，中老年人群体对于医疗、保健养生、养老服务的迫切需求给"医—健—养"一体化模式的发展提供了巨大的机会。

第三节　医养结合机构相关入住合同范本

一、医养健康机构入住合同范本

托养入住合同书编号：_____号

甲方名称：（以下简称甲方）_____

乙方托养人姓名：（以下简称乙方）_____

（照片粘贴处）

---

① 黄如意，胡善菊. 基于钻石模型的医养护一体化健康养老模式探讨［J］. 卫生软科学，2016（8）：40－43.

② 王素英，张作森，孙文灿. 医养结合的模式与路径——关于推进医疗卫生与养老服务相结合的调研报告［J］. 社会福利，2013（12）：11－14.

③ 卜文虎. 可持续发展视野下的社会福利内涵转变［J］. 经营管理者，2014（19）：295－297.

丙方经济担保人姓名：（以下简称丙方）_____

托养期限：自　　年　　月　　日起

　　　　　至　　年　　月　　日止

本合同签约各方，就本合同书中所描述的项目内容，以及相关的法律问题经过平等协商，在真实、充分地表达各自意愿的基础上，根据中华人民共和国《合同法》和《老年人社会福利机构基本规范法》的有关规定，经各方友好协商，就乙方入住××老年公寓托养的有关事宜达成如下协议，由签约各方共同遵守。

一、基本规范

（1）甲、乙、丙三方根据《中华人民共和国合同法》和《中华人民共和国老年人权益法》《社会福利机构基本规范》等有关规定，经友好协商，就乙方入住××老年公寓托养的有关事宜达成如下协议。

（2）乙、丙双方：已了解甲方提供托养服务的基本情况后，自愿向甲方提出申请入住，并要求将丙方送甲方入住托养。

（3）丙方是乙方入住在甲方托养的主要经济担保人，并承担乙方的经济担保责任和监护责任。

（4）乙方入住甲方栋房号_____床号_____。

（5）本合同托养期限最低不少于三个月，自　　年　　月　　日起，

至　　年　　月　　日止或乙方寿终。

二、费用支付方式

（1）乙方于合同签订之日起向甲方支付一次性设施使用费_____元；乙方可使用甲方提供的设施设备直到合同终止，该费不做退回。

（2）乙方于每月号前交付下月的房间费_____元，伙食费_____元，护理费_____元，杂费_____元，管理费_____元，水电费_____元，合计费用_____元。冬季取暖费和春节过节费，按实结算。中途回家小住各种费用照付，各种费用按月计算，不满一个月按一个月计算。

（3）如托养人在本托养机构寿终、因病故、突发性死亡等，另收取临终关怀费1000元。

三、甲方的权利和义务

1. 甲方权利

（1）根据有关规定制定适合本公寓的实际规章制度。

（2）按照有关收费标准，甲方根据乙方的日常生活行为及自理能力来确定护理级别，制定收费标准，且可根据乙方自身体状况的变化和护理难度及时调

整护理等级，及收费标准。

（3）在乙方未按约定日期支付各项费用（丙方也未代其交付）的情况下，甲方有权单方解除本合同的权利，所收费用一律不退，并行使追付乙方已欠费用的权利。

（4）严禁乙方自带各种危险物品入住甲方，丙方应做好监护责任，如造成后果由丙方负责。

（5）甲方发现乙方出现病情，经医疗机构确认患有传染病、精神病等不适宜继续入住托养时，甲方有权要求乙方自行出院，或由丙方接出到专科医疗机构治疗。否则，造成后果由丙方负全部责任。

2. 甲方义务

（1）甲方应竭诚向乙方提供住宿、膳食、娱乐、护理和康复保健服务。

（2）乙方在托养期内，因身体健康状况或生活行为、情绪等各方面有重要的变化导致出现的各种病况，如血压升高、心脏病发作、碰撞受伤、跌碰出现骨折、进食过程中出现的意外及其他意外，甲方不承担经济责任，需要立即抢救处理时，甲方应及时将乙方送到医院治疗，并通知丙方费用由乙方自理。

（3）乙方在托养期间要求外出就诊或留医时，甲方应予必要的协助。

（4）乙方于托养期内死亡（寿终、病故、突发性死亡），甲方应按规定通知丙方，如丙方不能如约而到，甲方应通知殡仪馆，费用由丙方自负。

（5）乙方入住甲方时因使用药物而引起的各种后果，甲方不承担一切责任。

（6）乙方于托养期内出现自伤、自残、自杀或患有急病，甲方不承担责任。重病需送医院急救时，甲方应立即将乙方送到医院急救，费用由乙方或丙方负责。

四、乙方的权利和义务

1. 乙方的权利

（1）乙方有权使用甲方提供栋号、房号、床位及有关现有的设施，限乙方本人使用到合同解除或寿终止。

（2）乙方有权享受甲方提供的住宿、膳食、娱乐、护理和现有康复、保健等服务。

（3）乙方入住托养期间可以外出。

2. 乙方义务

（1）乙方必须按甲方的规定办理好有关出入手续入住。

（2）按时按约向甲方支付各种费用。

（3）遵守甲方制定的管理规章制度、遵纪守法，否则，责任自负。

（4）乙方外出应事先书面告知甲方，外出期间发生事故，一切责任由乙方自负。

（5）及时偿还甲方为乙方垫付的各项医疗费用以及为其处理其他有关事务发生的费用。

（6）乙方在托养期内，应将贵重物品交丙方保存，或登记后，交甲方代管，否则，出现遗失，由乙方自行负责。

（7）乙方在托养期间因自身各方面等原因出现意外事故，如乙方出现自伤、自残、自杀、碰撞损伤、跌碰骨折或患有各种急病出现的意外事故，甲方不承担任和责任。

（8）乙方不得自带危险物品入住托养机构。

（9）乙方如非正常走失，甲方不负任何责任。

五、丙方的责任

（1）丙方是乙方入住在甲方托养的经济担保人，对乙方自合同签订后该支付的所有费用负连带保证偿付责任，应按时按约向甲方支付各种费用。

（2）乙方在入住托养期内经医疗机构确认患有传染病、精神病等不适宜继续入住托养时，丙方应负责将乙方接到专科医疗机构治疗，待乙方痊愈后再送回，费用由乙方或丙方负责。

（3）乙方因病或其他原因失去民事行为能力时，丙方应协助乙方履行好监护职责。

（4）丙方接到甲方发出的有关于乙方的死亡通知时，应立即到甲方办理有关善后事宜，并负担所有费用。

（5）乙方因病或其他原因死亡后，丙方签约人代表全家来甲方办理善后事宜的有关人员不得超过3人，更不得带众多家属来甲方，以免造成其他入住托养者的恐慌，如造成其他托养人突发急病或人身受害伤害者，由丙方负责精神或经济赔偿。

（6）丙方留有联系电话、地址或其他联系方式，如有改变，应及时书面通知甲方，如不及时通知甲方，因联系不上丙方而造成的后果由丙方负责。

（7）乙方如非正常走失，丙方不得追究甲方任何责任。

六、本合同对三方共有同等效力，各方应切实履行，如有争议应友好协商解决。

七、本合同一式两份，甲、丙双方各执一份，由甲丙双方签字或盖章后生效。

甲方名称：

代表人签名：

地址：

联系电话：

签订日期： 年 月 日

乙方姓名： 性别： 年龄： 岁

身份证号：

工作单位：

实际居住地址：

联系电话：

丙方姓名： 性别： 与乙方关系

身份证号

实际居住地址：

工作单位：

联系电话：

签订日期： 年 月 日

二、医养健康机构入院须知

入院条件：

（1）无传染病、严重精神病，能适应集体生活的老人，自愿且家属同意即可入住本机构。

（2）具有身份明确，且具有民事能力的经济担保人（子女、亲属或单位负责人）；

（3）老人及经济担保人应熟悉养老服务合同、协议，履行其权利与义务；

（4）按规定缴纳相关费用。

入住准备：

请您在入住时携带：

（1）老人及担保人的身份证原件；

（2）老人1寸免冠照片2张；

（3）应配备老人生活必需用品：洗漱用品、洗涤用品、换洗衣物、餐具等；

（4）老人近期病历、必需药品；

（5）提前预交入住相关费用。

入院手续：

（1）申请人持书面申请，与夕阳红公寓签订入院协议书，签订协议时需有经办（担保）人签名，并携带身份证原件，如有单位的需加盖经办单位公章和经办人有效身份证原件。

（2）填写老人入院申请表。

（3）入院老人选择护理项目缴纳相应费用。

（4）入院老人需提供本人的身份证、户口簿及复印件，同时应提供担保人身份证复印件。

入院收费：

（1）入院时一次性缴纳住院设施费500元。

（2）根据入院老人生活自理程度，按标准缴纳各项费用。

（3）老人在院期间的医疗费自付。

住养期间护理级别调整：

（1）本院护理服务分为四个等级，三级为自理、二级为介助、一级为行动不便需要他人搀扶护理、四级为特殊护理，本院护理级别是根据老人实际情况和家属要求自选护理级别。

（2）老人因病或其他原因（如年龄增大、行动不便等特殊需要）调理等级的，由本院护理部主管及时按老人的实际情况通知家属调整有关护理级别。

（3）护理级别调整后，养老院向老人、家属或单位发出调整护理级别及收费的通知书。

（4）老人、家属或单位在接到调整护理级别收费的通知书后，应按规定及时缴纳有关费用。

（5）全部手续办妥后，老人即可享受新级别享有的一切生活护理及医疗护理服务。

协议解除：

凡有下列情况之一的人员不能入院，已经入院的则劝其离院。寄养协议书即日起自行终止。

（1）患有传染性疾病者。

（2）患有严重精神病。

（3）隐瞒病史者。

（4）严重妨碍其他老人正常生活者。

（5）不按时缴纳入住费用者。

（6）无视养老院正常工作和规章制度者。

（7）不适应集体生活者，因其他原因不宜入院者。

护理收费标准（本项为参考）：

三级护理	二级护理	一级护理	特级护理	备注
800～1000 元	1000～1200 元	1200～1400 元	120 元/天	

护理等级划分：

三级护理自理老人	一般慢性病，病情较轻日常生活完全自理，不依赖他人帮助，意识清楚。 1. 每天清扫房间一次，室内应无异味。 2. 每天送餐、开水、物品到房间。 3. 督促老人漱口、洗脸、洗手、洗脚、洗头、洗澡、修剪指（趾）甲、理发剃须、如厕等。 4. 协助老人整理床铺、翻晒被褥。 5. 老人床上用品（床单、被套、枕套、枕巾）每月清洗两次（必要时随时换洗）。 6. 组织老人参加院内的各种康复娱乐活动。 7. 服务人员 24 小时值班，呼叫求助随叫随到。 符合上述条件者评定为三级护理，提供三级护理服务。
二级护理介助老人	日常生活部分能够自理，需要他人给予相应的帮助，意识清楚。 1. 包括所有三级护理在内，夏季每日擦洗一次。 2. 协助老人洗头，清洗换洗衣物，帮助老人定期剪指（趾）甲，理发剃须。 3. 毛巾、洗脸盆经常清洗，便器每周消毒一次。 4. 重病期已过，病情好转、稳定，部分生活需护理人员帮助（给老人打餐、清洗餐具等）。 5. 身体较弱或肢体有残障、不能自己洗头、洗澡，但可以自己洗脸、漱口；可以自己吃饭（不需要喂餐）。 6. 可以自己解决大小便，但需要帮助清倒便盆。 符合上述条件之者评定为二级护理，提供二级护理服务。

一级护理特护老人	包括所有三级、二级护理内容。 1. 早晨帮助老人漱口、洗脸、洗手、梳头，晚上帮助老人洗脸、洗手、洗脚、洗会阴部。 2. 帮助老人洗澡或擦身，每周一至两次。 3. 送饭到房间，喂饭、喂水、喂药。 4. 整理床铺：行动不便者、需要重点照顾的痴呆老人。 5. 因身体残弱，大小便不能自理，需护理一便。 6. 协助老人穿、脱衣物。 7. 征得老人同意，视天气情况，每天带老人到户外活动一小时。 符合上述条件者评定为一级护理，提供一级护理服务。
特级护理	1. 包括所有三级、二级、一级护理内容。 2. 根据老人或家属的要求制订有关服务。

三、护理员聘用协议范本

甲方： 负责人：

乙方： 家庭住址：

身份证号：

为把医养健康机构办成使老人放心、让子女满意、为社会分忧的老年人养老事业，特聘乙方为本院的护理工作人员。

经双方平等协商订如下协议：

一、协议期限为　年，自　　年　　月　　日至　　年　　月　　日为止。协议期满后双方是否续签协议，可提前半个月通知对方。如因政策性或非人为因素出现使协议无法履行，则协议终止，双方不互赔损失。

二、协议双方的职责及权利

（一）甲方职责权利

1. 甲方应为乙方提供履行协议所需条件，如宿舍、工作餐等。

2. 甲方应对乙方进行职业培训，使之能胜任服务老人岗位所具备的素质和技能。

3. 甲方应对乙方进行必要安全教育，处置突发事件教育，使乙方能遵章守纪安全服务，杜绝出现有损于老人和个人的安全事件。

4. 制定完善本机构的各项管理制度、岗位责任制，使乙方有章可循，按程序做好服务工作。

5. 为乙方提供必要的劳动保护条件，贯彻有关劳动规章，确保乙方的合法权益不受损害。

6. 甲方有权根据需要调整乙方的工作及劳动待遇。

（二）乙方的职责权利

1. 服从本机构内管理，完成管理方交给的各项任务。

2. 认真执行医养健康机构各项管理制度及本岗位责任制，切实做好为老人服务的各项工作。

3. 树立良好职业道德，提高业务素质，尊老爱老，用爱心行动使老人住得安心、舒心，使子女放心，让公寓及社会满意。

4. 由于工作失职或失误造成损失和社会不良影响，将承担经济责任。

三、劳动待遇

甲方根据协议，在乙方按规定认真履行职责、完成交给的任务，应给予乙方足够的劳动待遇。劳动待遇以人民币为支付形式，按现行政策，乙方的工资、劳保、各种统筹与保险，一并纳入基本工资发给本人，由本人自行到有关部门交纳。工资分为固定部分和浮动部分，固定部分为××元，浮动部分根据护工护理养员的级别和人数而定。工作的第一个月为试用期，第二个月为培训期，第三个月为正式期，试用期及培训期间固定工资按80%发放。工作不满一个月的固定工资按60%发放，工作满一年享受年终奖，工作一年以上的有工龄奖，工作满两年的交养老保险。

四、奖罚条件

甲乙双方均应按协议和制度做好老人服务工作，建立激励机制，严格执行奖罚制度。

1. 乙方认真履行职责，按要求完成任务，全年未出现任何工作失误及投诉反映，甲方给予奖励。

2. 乙方在执行临时任务，较好的完成领导交给的各项任务，甲方可随时给予奖励。

3. 乙方未认真履行职责，造成损害和经济损失及社会不良反应，甲方可根据损失情况予以处罚，轻者予以批评，较重者给予经济处罚，处罚金额最高不超过本人当月工资的60%，造成恶劣影响者予以终止协议，不发当月工资。

4. 发现有虐待老人或不负责任，怠慢老人或对老人家属索费，甲方有权终止协议并有权追究乙方的法律责任。

五、违约责任

1. 甲乙双方无故终止协议，将给予对方相当于一个月工资额度的赔偿。

2. 不认真履行职责，违反协议的任何条款均应负一定违约损失，金额在10—50元范围内。

六、本协议如有未尽事宜双方协商以书面或口头协商作为补充。

七、本协议一式二份，双方各执一份，双方签字生效。

甲方：　　　　　　　　乙方：

年　月　日　　　　　　年　月　日

后　记

人口老龄化是世界性问题，对人类社会产生的影响是深刻持久的。我国是世界上人口老龄化程度比较高的国家之一，老年人口数量最多，老龄化速度最快，应对人口老龄化任务最重。因此，满足数量庞大的老年群众多方面需求、妥善解决人口老龄化带来的社会问题，事关国家发展全局，事关百姓福祉，需要全社会下大气力来应对。积极应对人口老龄化，是全社会需要共同面对的大事。全民携手共建养老服务体系，提升老龄人口整体健康水平、充分发挥老年人的物质和精神财富积累作用，让他们度过一个有质量的晚年，这不只关系到老年人个体，而且对于减轻家庭负担、促进社会和谐发展至关重要。

值此非常感谢我的家人及上海交通大学健康管理与服务创新中心院长鲍勇教授，福建医科大学党委副书记王诗忠教授，副校长、公共卫生学院院长叶为民教授，卫生健康研究院郑振佺教授、李跃平教授，公共卫生学院卫生管理学系瞿书铭副教授，公共卫生学院流行病与卫生统计学系何斐副教授，医学技术与工程学院康复治疗系潘燕霞教授，护理学院副院长肖惠敏教授，公共卫生学院卫生法学与卫生政策学系刘平副教授，体育教研部陈丽妹硕士，公共卫生学院卫生管理学系司明舒博士，福建省立医院副院长李红教授，福建医科大学附属第一医院护养中心念华明主任。福建漳州正兴新来福养护院陈臻院长，福建厦门莲花医养集团李力董事长、杨昭玲副院长，福建龙岩长汀县卫生局丘晓金副局长、陈禄主任科员、邱天荣股长，审计局邱道尊副局长，新桥镇中心卫生院巫梦洁副院长，泉州高等医学专科学校王翠玲教授、蔡枫瑜主任，福建省中和医养护联健康管理服务有限公司魏旼董事长，福建康盟护理服务有限公司陈东屏CEO，福建悦安健康管理有限公司黄文献总经理，福建尚健科技信息有限公司吴平灿总经理以及张珍珍同学、李仕云同学、李时鸿同学、周文愫同学、陈雅馨同学、赖昕同学、林慧倩同学、梁颖同学、李吉娜同学、吴芳同学、李丽芬同学、应慧琳同学、刘亚南同学、江畅同学、刘凤宇同学、陈志妍同学、赵曦曦同学、叶翔同学、刘暄同学、莫文茜同学、罗林亮同学、苏延泽同学、陈彦佑同学、郭美茹同学、曾菲同学、吴梦鑫同学、黄艳蓉同学等历时7年对此书完成的大力支持。正是以上各位的关心和帮助才成就了本人对本书的撰写。感谢所有帮助我、支持我的人！祝大家幸福安康！吉祥如意！

众所周知，老年是我们每一个人的未来，"有一天我们终将老去"。为了我们的未来，对医养健康与新医改发展的可持续发展路径长期研究是一件有意义值得去做的事业……

最后申明，由于本人水平有限，书中错漏之处在所难免，敬请各位前辈和读者朋友批评指正。

梁栋

2019 年 12 月